W0256254

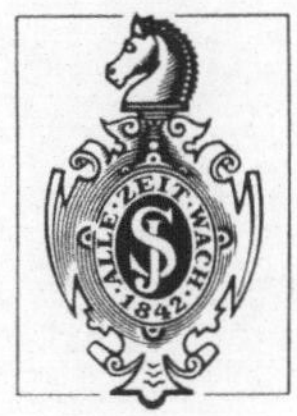
ALLE·ZEIT·WACH
1842

L. Ciompi H. Heimann (Hrsg.)

Psychiatrie am Scheideweg

Was bleibt? Was kommt?

Springer-Verlag
Berlin Heidelberg New York
London Paris Tokyo
Hong Kong Barcelona
Budapest

Professor Dr. Luc Ciompi
Sozialpsychiatrische Universitätsklinik
Murtenstraße 21, CH-3010 Bern

Professor Dr. Hans Heimann
Goethestraße 23, W-7400 Tübingen

ISBN-13: 978-3-540-54222-3 e-ISBN-13: 978-3-642-76735-7
DOI: 10.1007/978-3-642-76735-7

Die Deutsche Bibliothek – CIP-Einheitsaufnahme
Psychiatrie am Scheideweg: was bleibt? Was kommt?/
L. Ciompi; H. Heimann (Hrsg.). – Berlin; Heidelberg; New York;
London; Paris; Tokyo; Hong Kong; Barcelona; Budapest: Springer, 1991

NE: Ciompi, Luc (Hrsg.)

Satz: K+V Fotosatz GmbH, Beerfelden
25/3130-543210 – Gedruckt auf säurefreiem Papier

VORWORT

Manche psychiatrischen Praktiker, Forscher und Lehrer – und unter ihnen vielleicht auch solche der älteren Generation, die die Entwicklung unseres Faches seit Jahrzehnten zu überblicken vermögen – sind der Meinung, daß die Psychiatrie heute an einem Scheideweg steht: Eine alte, klinisch und ganzheitlich orientierte Psychiatrie, die in erster Linie auf die Person des Kranken zentriert ist und auch psycho- und soziodynamische Aspekte integriert, steht im Begriff, von einer viel stärker partikularen, biologiezentrierten, versachlichenden, objektivierenden, auf Meßwerte und technische Interventionen eingeschworenen „neuen Psychiatrie" abgelöst zu werden. Zugleich scheint ein noch einigermaßen einheitliches, durch ein gemeinsames psychopathologisches Fundament zusammengehaltenes Sachgebiet immer mehr zu zersplittern in eine Vielzahl von untereinander nur noch lose verbundenen Spezialitäten und Subspezialitäten.

Diese Entwicklung birgt zweifellos sowohl Chancen wie auch Gefahren. Dem Erkenntnisfortschritt, der durch spezialistische Vertiefung in einzelne Teilbereiche auf der einen Seite zu erhoffen ist, steht auf der anderen Seite die Gefahr der reduktionistischen Verabsolutierung einseitiger Ansätze mit Verdrängung aller andersartigen Gesichtspunkte gegenüber. Waren es eine Zeitlang psychodynamisch-psychoanalytische und soziodynamische Perspektiven, die mancherorts – so namentlich in den USA – fast ausschließlich die Szene beherrschten, so ist es heute die sog. „biologische Psychiatrie", die unter dem alten kartesianischen Motto, daß alles, was nicht genau meßbar ist, in der Wissenschaft nichts zu suchen hat, über weite Strecken zum einzig noch möglichen Paradigma geworden ist.

Zwangsläufig wird durch diese Entwicklung auch das Bild vom Menschen beeinflußt, mit welchem es der Psychiater zu tun hat. Oder spiegelt sich im zunehmend technisierten und funktionalisierten Menschenbild, das sich in der neuen Psychiatrie ankündigt, etwa nur ein aktueller informatik-, computer- und geschwindigkeitsbesessener Zeitgeist wider, welchem die Wissenschaft von der Psyche gleich wie die übrige Wissenschaft unterliegt? In jedem Fall ist die angesprochene Problematik weder harmlos noch belanglos. Auf der einen Seite ist höchst ungewiß, wohin uns die Möglichkeiten der chemischen Stimmungsbeeinflussung, der genetischen Frühdiagnostik, der Genmanipulation usw. noch hinführen werden, die bereits für eine nähere Zukunft zu erwarten sind. Die chaotische Reizüberflutung, Akzeleration und manipulative Präsentation des ganzen Weltgeschehens in den Medien überfordern auf der anderen Seite auch widerstandsfähige Gesunde, geschweige denn vulnerable psychisch Kranke. Es fehlt der Leitfaden einer Ordnung, die dem einzelnen bei der Verarbeitung der anstürmenden Information noch Boden und Klarheit verschaffen würde. Inflationäre Anspruchshaltungen nach Befreiung von alltäglichen Sorgen und Nöten und andere irrationale Heilserwartungen aller Art nehmen als Folge überhand.

Die Psychiatrie steht damit vor der Frage, ob sie sich auf eine rein naturwissenschaftlich orientierte, objektivierende Auslegung der „Wissenschaft von der Psyche“ beschränken darf und kann, oder ob sie nicht vielmehr als psychosoziale „Wissenschaft vom ganzen Menschen“ und subjektive ärztliche Kunst des Heilens, Behandelns und Begleitens von psychischem Leiden weiterhin einer breiteren, ebenfalls den Human- und Geisteswissenschaften verpflichteten Fundierung bedarf. Über das Für und Wider der freilich mit einem solchen Postulat verbundenen Risiken streiten sich wie eh und je die Geister.

In den nachfolgenden Beiträgen versuchen namhafte Forscher und Lehrer einige Aspekte der genannten Problematik aus ihrer je besonderen Perspektive zu reflektieren. Gemeinsam ist ihnen die im Titel dieses Buches formulierte Frage nach der heutigen Situation der Psychiatrie und nach ihrer Zukunft. Im Untertitel „Was bleibt – was kommt?“ ist einerseits die Frage angedeutet, was vom Alten sich bewährt hat und nicht verlorengehen darf, und andererseits was als überflüssiger Ballast endlich abgeworfen werden sollte. Gleichzeitig ist in diesem Versuch der Sonderung der Spreu vom Weizen auch die Frage enthalten, welche künftigen Entwicklungen denn bereits erkennbar oder doch zumindest wünschbar scheinen.

Das Buch ist Christian Müller, einem hervorragenden Vertreter einer umfassend psycho-sozio-biologischen Psychiatrie, zum 70. Geburtstag gewidmet. Die Verfasser sind allesamt Autoren, die ihm menschlich und wissenschaftlich nahestehen. Für mehrere von ihnen ist dies auch altersmäßig der Fall. Die Hoffnung der Herausgeber ist es, daß die zu diesem Anlaß zusammengetragenen Texte zu einer nützlichen Standortbestimmung der aktuellen Lage der Psychiatrie, ja vielleicht in Teilbereichen sogar dem genannten Jubiläum nicht unangemessen, so etwas wie ein „wissenschaftliches Testament“ einer allmählich abtretenden Generation von deutschsprachigen Psychiatern zu werden vermöchten.

Bern/Tübingen, im Mai 1991

Luc Ciompi
Hans Heimann

INHALTSVERZEICHNIS

AUTORENVERZEICHNIS

Dr. A. Bader
Bois de l'Hôpital, CH-1052 Le Mont/s. Lausanne

Prof. Dr. G. Benedetti
Inzlingerstraße 29, CH-4125 Riehen

Prof. Dr. W. Bräutigam
em. Direktor der Psychosomatischen Klinik der Universität
Thibaut-Straße 2, W-6900 Heidelberg

Prof. Dr. L. Ciompi
Direktor der Sozialpsychiatrischen Universitätsklinik
Murtenstraße 21, CH-3012 Bern

Prof. Dr. K. Ernst
Wiesenstraße 18, CH-8008 Zürich

Prof. Dr. H. Heimann
Goethestraße 23, W-7400 Tübingen

Prof. Dr. L. Kaufmann
ch. du Crochet, CH-1054 Morrens

Prof. Dr. Dr. K.P. Kisker
Konstanty-Gutschow-Straße 8, W-3000 Hannover 61

Prof. Dr. H. Lauter
Direktor der Psychiatrischen Klinik und Poliklinik
Technische Universität München, Klinikum rechts der Isar
Ismaninger Straße 22, W-8000 München 80

Prof. Dr. Dr. H. Stierlin
Ärztlicher Direktor der Abteilung
Psychoanalytische Grundlagenforschung und Familientherapie
Mönchhofstraße 15a, W-6900 Heidelberg 1

GESCHICHTLICHE WANDLUNGEN MEDIZINISCHEN DENKENS UND IHRE BEDEUTUNG FÜR DIE GERONTOPSYCHIATRIE

H. Lauter

In seiner Logik-Vorlesung faßt Immanuel Kant den Gegenstand der Philosophie in vier Fragen zusammen: Der Frage der Metaphysik: „Was kann ich wissen?", der Moral: „Was soll ich tun?", der Theologie: „Was darf ich hoffen?" und der Anthropologie: „Was ist der Mensch?" Kant fügt hinzu, daß man dies alles zur Anthropologie rechnen könne, weil sich die drei ersten Fragen auf die letzte beziehen.

Diese Frage nach dem Wesen des Menschen, die schon im achten Psalm aufgeworfen wird, stellt sich unserem eigenen Selbstverständnis meist erst in existentiellen Anfechtungssituationen, in Zeiten der Krankheit oder in der Wahrnehmung des Alterns. Und auch der Humanwissenschaftler, der sich um eine objektive Menschenkenntnis bemüht, gewinnt diese Erfahrung am besten, wenn er die Bestimmung des Menschen vom Ende des Lebens her sieht und es in seinen Krisen, Behinderungen und Gefährdungen, seinen Möglichkeiten des Gelingens und Mißlingens erfaßt. Den Weg, der hierbei einzuschlagen ist, hat uns Kant in seiner Unterscheidung von „physiologischer" und „pragmatischer" Menschenkenntnis vorgezeichnet. Die physiologische Menschenkenntnis zielt auf die Erforschung dessen, was die Natur aus dem Menschen macht. Sie ist Gegenstand der Medizin, insbesondere jener ärztlichen Heilkunde, die sich als Gerontologie und Geriatrie mit den Veränderungen und Krankheiten des höheren Lebensalters befaßt. Die pragmatische Menschenkenntnis will das in Erfahrung bringen, was der Mensch als frei handelndes Wesen aus sich selbst machen kann, machen soll oder gemacht hat. Sie bildet den Topos einer Literaturgattung, in der die Hinfälligkeit des Alterns als Chiffre menschlicher Existenz dargestellt wird und die von Ödipus auf Kolonnos über König Lear bis zu den Gestalten Becketts oder Ionescros reicht. Sie beinhaltet aber auch das pathische Betroffensein des Menschen von Altwerden und Kranksein im Alter, seine Bemühung um biographische Selbstinterpretation und seine Suche nach dem Lebenssinn. Diese Fragen, die zwischen dem Arzt und dem „Alterspatienten" ausgetragen werden, bestimmen über die objektive Klärung und die Behandlung von Alterns- und Krankheitsprozessen hinaus den Gegenstand der Psychogeriatrie.

Ich möchte im folgenden den Versuch machen, auf der Grundlage einer zwangsläufig verkürzenden historischen Perspektive einige typische Betrachtungsweisen und Handlungsmotive der ärztlichen Heilkunde darzustellen und ihren Wandlungen bis in die heutige Zeit nachzugehen. Dies wird zu der Überlegung führen, inwieweit solche Besinnung auf medizinische Denktraditionen zum Verständnis einiger geriatrischer und psychogeriatrischer Probleme der Gegenwart beitragen könnte. Ich folge dabei den Gedanken von Charles Lichtenthaeler (1982) nicht nur bei der Beschreibung einzelner Medizinepochen, sondern auch in dem Bemühen, die Formen des Denkens, die in diesen Zeitabschnitten vorherrschend waren, zu ordnen, zu interpretieren und in ihren Unterschieden sichtbar zu machen.

Die hippokratische Medizin

Zur Zeit der Vorsokratiker überwindet die ärztliche Kunst ihre archaische, vorwiegend empirische und handwerkliche Phase und wird zu einer rationalen Wissenschaft. In der koischen Medizin des 5. und 4. vorchristlichen Jahrhunderts, die uns durch die hippokratischen Schriften überliefert ist, werden klinische Beobachtungen erstmals durch rationale Vorstellungen erklärt, die sich mindestens teilweise durch weitere Erfahrungen bestätigen lassen. Mit der Schule des Hippokrates (ca. 460–377 v. Chr.) tritt also eine neue Denkform in Erscheinung: die wissenschaftliche medizinische Theorie, die in ihrem Zusammenwirken mit der Empirie von nun an das Idealbild der abendländischen Medizin bestimmt.

Die koische Nosologie kannte zahlreiche scharf umrissene Krankheitseinheiten, deren Ordnung sich an der klinischen Phänomenologie orientierte; die koische Pathologie unterschied drei charakteristische Krankheitsformen: Katarrh, Rheuma und Wechselfieber. Einen Höhepunkt der hippokratischen Medizin bildet aber die Lehre von der Prognose. Für den heutigen Arzt ist die Krankheitsdiagnose die notwendige und unerläßliche Voraussetzung für Prognose und Therapie. Für die Hippokratiker war sie nur ein prognostischer Faktor unter vielen anderen. Neben der Diagnose der Krankheitsart mußte sich der Arzt ein Bild machen von Lage und Klima des Ortes, wo sich die Krankheit abspielt, den besonderen Merkmalen der jeweiligen Epidemie, etwaigen Anomalien und Abweichungen des klinischen Zustands und Verlaufs gegenüber dem Idealtyp der vorliegenden Krankheit und dem Stadium des humoralen Geschehens, das auf der Grundlage der antiken Säftelehre bestimmt wurde. Um die Individualprognose zu beurteilen, waren viele weitere Faktoren in Betracht zu ziehen; hierzu gehörten Geschlecht, Temperament, Charakter, Gewohnheiten und vor allem das Lebensalter. Es war bekannt, daß Krankheiten beim alten Menschen meist anders und weniger heftig verlaufen als beim Jugendlichen, daß jede Altersstufe zu bestimmten Krankheiten disponiert ist und daß der zu erwartende Krankheitsverlauf davon abhängt, ob die Erkrankung dem Lebensalter des Patienten entspricht oder nicht. Gerade auf dem Gebiet der Geriatrie bewährte sich also das hippokratische Vorgehen, die nomothetische Diagnose mit einer betont individualisierenden Prognostik zu verbinden und somit das Allgemeintypische des Krankheitsprozesses ebenso in die medizinische Beurteilung einzubeziehen wie die absolute Einmaligkeit des erkrankten Subjekts.

Die therapeutischen Grundsätze der koischen Medizin sind unter anderem in dem Eid des Hippokrates niedergelegt (Lichtenthaeler 1984). Nicht ohne Grund wird in der Eidesformel unter den Behandlungsmaßnahmen die Diätetik vor den Heilmitteln und der Chirurgie genannt, wird unter den beiden Töchtern des Asklepios Hygieia, die Göttin der Gesundheit, vor ihrer Schwester Panakeia, der Beschützerin der kurativen Medizin, angerufen. Die rationale Diätetik ist eine Errungenschaft der klassischen griechischen Medizin. Sie bestimmte die Lebensführung in gesunden und kranken Tagen und wurde zur wichtigsten therapeutischen Disziplin. Unter den Leitlinien der hippokratischen Therapie ist der Grundsatz der Mäßigung und das Prinzip „Alles zur rechten Zeit" besonders im Hinblick auf die Behandlung von Alterskranken bedeutsam. Der Arzt hat stets zu nutzen und nie zu schaden. Er hat aber nicht nur Verfehlungen zu meiden, die er den Leidenden und ihren Angehörigen zufügen könnte, er muß sich im Eid des Hippokrates ausdrücklich verpflichten, Schädigung und Unrecht von seinem Patienten abzuwehren, die er nicht selbst verursacht hat. Der Arzt, der doch zum Nutzen des Patienten herbeigerufen wurde, darf weder einen Schaden zulassen, den sich der Kranke selbst zufügt, noch zum Komplizen von Unrecht werden, das von Familienangehörigen oder der Gesellschaft ausgehen könnte. Diese Bestandteile des Eides sind heute für den psychogeriatrisch tätigen Arzt besonders aktuell.

Die Medizin des Galenus

Ihren Gipfel erreicht die antike Medizin aber erst mehr als 500 Jahre später in der Heilkunde des Galenus von Pergamon (ca. 130–200 n. Chr.), dem griechischen Arzt der römischen Kaiserzeit, dem großen Anatom und Philosophen, Betreuer einer Gladiatorenmannschaft, gebildeten Reisenden, Leibarzt des Marc Aurel und seines Sohnes Commodus, dem Wissenschaftler, dessen Schriften und Kommentare 22 Bände umfassen. Nach seiner Lehre (Lichtenthaeler 1982; Schipperges 1978; Schmitt 1982) konstituiert sich die menschliche Natur aus den vier Kardinalsäften, die aus den vier Elementen des Empedokles hervorgehen und sich nach den vier aristotelischen Qualitäten des Trockenen, Feuchten, Heißen und Kalten bestimmen. Aus Elementen, Qualitäten und Säften entspringen die „virtutes", die Kräfte und Funktionen wie auch die hauchartigen „pneumata" als vegetative animalische und psychische Vermittlersubstanzen dieser Funktionen. All dies in seiner Gesamtheit umfaßt die galenische Medizin mit dem Begriff der „res naturales". Diese menschliche Natur ist identisch mit der Natur des Kosmos, so daß sich dessen Zusammensetzung und Wirkfaktoren im Menschen widerspiegeln. Ein solches ganzheitliches Naturverständnis kommt auch darin zum Ausdruck, daß dem Körperlichen zugleich seelische Eigenschaften zugeschrieben werden. Die Natur des Menschen ist aber andererseits höchst individuell, da die Zusammensetzung der „res naturales" bei jedem Menschen andersartig ist. Im höheren Lebensalter kommt es zu einer Verschiebung im Gleichgewicht der vier Qualitäten;

durch die Abnahme des Warmen und Feuchten tritt das Kalte und Trockene immer deutlicher zutage, so daß die physiologischen Funktionen des Greises geschwächt werden. Im Gegensatz zu Aristoteles, Terenz und Seneca sieht Galenus das Alter nicht als Krankheit an; die normalen Funktionsstörungen des alternden Menschen gehören zu den individuellen Varianten der „res naturales" und werden von den Krankheitsprozessen – den „res contra naturam" oder „res präternaturales" – abgegrenzt.

Zwischen den beiden Polen von Gesundheit und Krankheit steht in der Heilkunde des Galenus der Bereich der „res non naturales". Diese sechs nichtnatürlichen Dinge sind diejenigen Bereiche des Menschen und seiner Umwelt, die reguliert oder wieder ins Gleichgewicht gebracht werden müssen. Es handelt sich um die Bereiche von Luft, Speise und Trank, Bewegung und Ruhe, Fülle und Entleerung, Schlafen und Wachen sowie die Gemütsbewegungen. Sie sind insofern die nichtnatürlichen Dinge, als sie die „res naturales", die natürlichen Kräfte des Menschen, überschreiten und sie hineinstellen in den höheren Zusammenhang einer kulturellen Lebensordnung, welche bestimmt wird durch die Ausgewogenheit menschlicher Tätigkeit, das richtige Maß zwischen seinen Extremen, dem Einklang zwischen ihm, seiner Natur und seiner Alltagswelt (Schmitt 1982). Die Wahrung dieser Harmonie ist Voraussetzung der Gesundheit; seine Störung bedeutet die Gefahr der Erkrankung.

Die Diätetik der koischen Ärzte wird also in der Heilkunde des Galen zu einer umfassenden Theorie der Lebensordnung weiterentwickelt, in deren Mittelpunkt nicht nur der kranke Mensch, sondern auch der genesende Kranke und sein Urbild – der Gesunde – steht (Schipperges 1982). Die Medizin wird zu einer Wissenschaft vom Zustand und vom Verlust, von der Wiederherstellung und Erhaltung der Gesundheit, der Arzt zum Steuermann einer gesunden, heilsamen und sinnvollen Lebensgestaltung. In der heutigen Zeit, die durch ökologische Krisen, Sinnentleerung des Daseins, Aushöhlung natürlicher Lebensrhythmen und Wertverluste einer Konsum- und Leistungsgesellschaft geprägt ist, gewinnt die Rückbesinnung auf das diätetische Sechs-Punkte-Programm der galenischen Medizin neue Aktualität (Schipperges 1978). Dies gilt besonders für die Gesundheitsfürsorge, Krankheitsprophylaxe und Lebensgestaltung im Alter. Galen hat die Notwendigkeit einer präventiven Betreuung des alternden Menschen ausdrücklich betont; er hat sich intensiv mit der Hygiene des Alters beschäftigt, die er als ein eigenständiges Aufgabengebiet der Medizin ansah und „Gerokomie" benannte.

Die Medizin des Mittelalters

Das Lebenswerk des Galenus beherrschte weit über 1000 Jahre das ärztliche Denken der byzantischen, arabischen, scholastischen und Renaissancemedizin. Auf der Grundlage der „sex res non naturales" entstand im Mittelalter die Literaturgattung der Regimina sanitatis. Diese Schriften enthielten ärztliche Anleitungen zur Kunst einer gesunden Lebensführung und bezogen ihre Normen aus dem Gedanken einer göttlichen Heilsordnung, in die auch die menschliche Existenz eingefügt war. Auf dieser ganzheitlichen Grundlage wurde die Frage nach der Gesundheit zu einer Frage nach dem Sinn von Gesundheit und damit zu einer Frage nach dem Sinn des menschlichen Lebens. Dieses unzulängliche und unvollständige Leben sollte mit der diätetischen Kunst der Makrobiotik verlängert, vertieft, bereichert und zur Reife einer „Integritas" geführt werden.

Neben dieser ganzheitlichen Betrachtungsweise zeichnen sich die Regimina sanitatis auch durch ihren individualisierenden Charakter aus (Schmitt 1982). Dies kommt schon in der Tatsache zum Ausdruck, daß sie in der Regel eigens für bestimmte Empfänger verfaßt und auf deren Gesundheitszustand zugeschnitten waren und an die Eigenverantwortlichkeit des Adressaten appellierten. So wandte sich das Regimen sanitatis des jüdischen Arztphilosophen Moses Maimonides (1135–1204) an den Sultan Al-Afdal, der an Verstopfung und Melancholie litt. Etwa 100 Jahre später widmete die Schule von Salerno das „Regimen sanitatis Salernitanum" dem König von England oder Frankreich. Petrus Hispanus (ca. 1215–1277), der spätere Papst Johannes XXI., einer der bedeutendsten Arztphilosophen des Abendlandes, verfaßte ein „Consilium de tuenda valitudine" für Blanca, die Frau Ludwig des VIII. von Frankreich (Schipperges 1960). Die individualisierende Absicht dieser medizinischen Schriften ist auch daran zu erkennen, daß es spezielle Regimina für bestimmte soziale Gruppen, Jahreszeiten oder Altersstufen gab. Zu den Greisenregimina gehört ein Traktat des Roger Bacon (1214–1294) über die „Mittel die Krankheiten des Alters zu verhüten", in welcher der franziskanische Gelehrte während der Kerkerhaft Papst Nikolaus IV. von der Nützlichkeit und Harmlosigkeit seines wissenschaftlichen Arbeitens zu überzeugen versuchte. Der gleiche Autor veröffentlichte auch eine Schrift „de conservatione juventutis et retardatione senectutis". Das Regimen sanitatis des Arnald von Villanova (ca. 1238–1311) wurde König Jacob II. von Aragonien gewidmet. 1489 erschien in Rom die Gerontokomie des vielgereisten päpstlichen Arztes und Professors für Anatomie in Bologna und Padua Gabriele Zerbi (1445–1505). Die 57 Kapitel dieses Werks beschäftigen sich mit Ursachen, Erscheinungen und Hygiene des Alters. Schon zur Renaissanceepoche gehört das von dem 83jährigen Luigi Cornaro (1467–1565) – dem „Apostel des Greisenalters" – verfaßte „Traktat vom mäßigen Leben", in dessen Anhang die näheren Bedingungen des Altwerdens untersucht werden sowie die „Enarratio brevis de senum affectibus" des jüdischen Arztes David de Pomis (1525–1593) aus Venedig, welche eine erste systematische Darstellung der Symptomatologie und Behandlung der Greisenkrankheiten enthält. Mit dem 1799 erschienenen Buch „Makrobiotik oder die Kunst das menschliche Leben zu verlängern" von Christoph Wilhelm Hufeland (1762–1836) wird die galenisch-scholastische Tradition der Altersprophylaxe noch ein letztes Mal aufgegriffen, macht aber mit Beginn des 19. Jahrhunderts drei neuen Denkrichtungen Platz. Diese bestimmen die moderne Heilkunde der Neuzeit und münden schließlich in die heutige Medizin ein, die kein einheitliches Bild mehr darstellt und von Lichtenthaeler als die „Ära der medizinischen Postmoderne" bezeichnet wird.

Die klinische Medizin

Die erste der drei neuzeitlichen Richtungen der Medizin ist die klinische oder Spitalmedizin (Ackerknecht 1967), die sich in den um 1800 errichteten großen Spitälern zuerst in Paris, später auch in anderen Städten entwickelt. Sie stützt sich auf zwei Säulen: die klinische Zeichenlehre und den pathologisch-anatomischen Befund. Die Organpathologie, deren Anfänge schon auf die Lehre des Galenus von den kranken Körperstellen und auf die Obduktionsbefunde des Renaissancezeitalters zurückgehen, wird im 19. Jahrhundert zur Wissenschaft von der „pathologischen Anatomie" fortentwickelt und durch die Zellularpathologie Virchows um die histologischen Aspekte erweitert. Gleichzeitig werden die neuen Methoden der physikalischen Untersuchung in die medizinische Diagnostik eingeführt; die klinische Semiologie erfährt dadurch eine wesentliche Bereicherung. An der Salpetrière und vielen anderen medizinischen Forschungsstätten suchen die Ärzte nach typischen klinischen Symptomen und Syndromen und setzen sie zu organischen Läsionen in Beziehung, die sie im Autopsieraum voneinander abgrenzen. Aus dieser anatomopathologisch-klinischen Arbeitsrichtung der Spitalmedizin entsteht eine Nosologie, die sich auch auf die Alterskrankheiten erstreckt. Nachdem schon im 18. Jahrhundert die pathologische Anatomie des Greisenalters durch den Deutschbalten und russischen Hofarzt Johann Bernhard Fischer (1685–1772) und dem Paduanischen Universitätsprofessor Giovanni Battisti Morgagni (1682–1771) begründet worden war, findet die neue nosologische Denkrichtung der klinischen Medizin in mehreren geriatrischen Monographien ihren Ausdruck. Hierzu gehört das Werk des Ansbacher Gerichtsarztes und späteren Erlanger Professors Carl Friedrich Canstatt (1805–1850) über die „Krankheiten des höheren Alters und ihre Heilung" oder die „Leçons sur les maladies des viellards" von Jean Marie Charcot (1825–1893).

Auch Psychiatrie und Psychogeriatrie sind Kinder dieser klinischen Medizin. Der Begriff der „Demenz", der ebenso wie der des „Delirs" schon von dem römischen Arzt Aurelius Cornelius Celsus (25 v. Chr.–50 n. Chr.) in die Medizin eingeführt wurde und zunächst verschiedenartige Zustände sozialen Kompetenzverlustes umfaßte, wurde im 19. Jahrhundert auf die klinische Beschreibung erworbener kognitiver Leistungseinbußen eingeengt und auf pathologisch-anatomisch faßbare Hirnerkrankungen zurückgeführt. Auf der einen Seite stand dabei die progressive Paralyse im Vordergrund, die 1822 von Bayle unter dem Namen der „chronischen Arthritis" beschrieben wurde und damals eine Sammelbezeichnung für sämtliche Hirnabbauprozesse des mittleren Lebensalters darstellte. Von ihr unterschied man die senile Demenz, deren Erscheinungsbild 1838 von Esquirol (1772–1840) definiert wurde. Unter dieser Krankheit verstand man alle diejenigen Verblödungsprozesse, die sich erstmals nach dem 60. und 70. Lebensjahr manifestierten und mit regressiven Veränderungen der Hirngefäße in Verbindung gebracht wurden. Um die Jahrhundertwende beschrieben Alzheimer (1864–1915) und Binswanger (1852–1929) verschiedene vaskuläre Formen der Demenz, die sich durch ihren herdförmigen

Charakter von den diffusen Hirnveränderungen der progressiven Paralyse und der senilen Demenz unterschieden. Es folgte die klinische und neuropathologische Beschreibung der senilen Demenz und die Abgrenzung der Pickschen und der Alzheimerschen Krankheit. Die Diskussion darüber, ob es sich bei der letzteren Krankheit um eine selbständige nosologische Einheit oder um eine Sonderform der senilen Demenz handelte, hat mehrere Psychiatergenerationen beschäftigt. Das gleiche gilt auch für die Frage, ob die Alzheimersche Krankheit eine Verstärkung der physiologischen Hirninvolution oder einen von der normalen Alterung unabhängigen Krankheitsprozeß darstellt. Aus heutiger Sicht enthalten wohl beide Möglichkeiten etwas Richtiges (Roth u. Mountjoy 1989). Die grundsätzliche Unterscheidung organisch bedingter und funktioneller Alterskrankheiten ist seit den klassischen Untersuchungen von Roth (1955) zu einem unbestrittenen Bestandteil psychogeriatrischer Klassifikationssysteme geworden, auch wenn sich hinter dieser pragmatischen Grenzziehung noch offene Fragen verbergen.

Die Psychogeriatrie verdankt also ihre heutige Entwicklung der klinisch-anatomischen Forschungsrichtung des 19. Jahrhunderts mit ihrem Aufnehmen, Sammeln und Ordnen von Einzelbeobachtungen am Krankenbett und im Obduktionssaal. So neuzeitlich aber diese Medizin auch war: Ihre Vertreter blieben Nosographen, die auf der Grundlage eines begrifflichen Realismus Krankheiten wie konkrete Gegenstände behandelten und sie nach Art der Botaniker in immer neue Klassifikationssysteme einfügten. Ihre Denkweise erschöpfte sich am Deskriptiven und führte zu einem pragmatischen Empirismus, der kein angemessenes Gegengewicht in einer medizinischen Theorie fand und der sich bis zum heutigen Tag auf die psychogeriatrische Therapeutik auswirkt. Die naturwissenschaftlichen Tatsachen, die sich hinter den sichtbaren Phänomenen verbergen, und deren Ursachen wurden nicht ans Licht gebracht.

Die experimentelle Medizin

Gerade darum ging es aber einer zweiten Richtung neuzeitlicher Medizin, die zwar schon vor der klinischen Medizin von François Magendie (1783–1865) begründet wurde, die aber erst in der zweiten Hälfte des vorigen und in der ersten Hälfte dieses Jahrhunderts zur vollen Entfaltung kam: der modernen experimentellen Medizin. Sie beruht auf der Erkenntnis, daß die physiologischen und pathologischen Prozesse erst durch den Laboratoriumsversuch zum Vorschein gebracht werden können, wendet die experimentellen Verfahren von Physik und Chemie auf den Bereich des Organischen an und sucht nach experimentell belegbaren Fakten, die in kausaler Beziehung miteinander stehen und die Aufstellung von Naturgesetzen ermöglichen. Der experimentell tätige Mediziner stellt induktive Hypothesen auf, die durch sein Eingreifen in den spontanen Verlauf der Natur bestätigt oder widerlegt werden. Mit den bahnbrechenden Erfolgen der Bakteriologie wird die Lehre von den Krankheitsursachen zu einem Hauptbestandteil der Pathologie; die Wiederentdeckung der

Mendelschen Vererbungsgesetze, die Entwicklung der Immunologie, die Erforschung toxischer Krankheitsfaktoren und die Beschreibung und psychoanalytische Interpretation soziogener Erkrankungen führt allmählich von monokausalen ätiologischen Aussagen zu mehr multikonditionalen Betrachtungsweisen der Krankheitsentstehung. Die experimentell ausgerichtete pathologische Physiologie identifiziert die Krankheiten nicht mehr mit dem organischen Schaden, sondern mit den funktionellen Entstehungsmechanismen und beginnt sich mit den funktionellen Leiden zu beschäftigen. Auf die Epoche der Ätiologie folgt eine Ära der Pathogenese. Mit der Entdeckung von Sero- und Chemotherapie und mit der Entwicklung der modernen experimentellen Hygiene geht die Morbidität durch Infektionskrankheiten rasch zurück. Die Erfolge dieser kurativen und prophylaktischen Medizin führen zu einer erheblichen Zunahme der durchschnittlichen Lebenserwartung und damit zu einer vermehrten Häufigkeit jener Erkrankungen, die sich vorwiegend in der zweiten Lebenshälfte manifestieren. Die experimentelle Medizin hat also einen Panoramawandel der Krankheitsprozesse herbeigeführt, die überhaupt erst die heutige gesundheitspolitische Bedeutung der Geriatrie erklärt. Sie ist aber gleichzeitig eine unentbehrliche und zukunftsweisende Erkenntnisquelle für die Erforschung von Ätiologie, Pathogenese, Prognose und Therapie von körperlichen Erkrankungen und psychischen Störungen im Alter. Man denke an die Entdeckung von Ursache und Behandlung der progressiven Paralyse, die Aufdeckung der Slow-virus-Genese der Jacob-Creutzfeldtschen Erkrankung, an die Bedeutung der Positronenemissionstomographie für die Erkennung normaler und gestörter Hirnfunktionen im Alter, die Möglichkeiten der molekularbiologischen Aufschlüsselung abnormer Polypeptide im Hirngewebe von Alzheimer-Kranken oder an die Chancen bei der Lokalisation von Krankheitsgenen und der Identifikation ihrer Eiweißprodukte.

Die experimentelle Medizin verdankt diese Erkenntnisfortschritte der Betrachtungsweise des Descartes, die dem denkenden Bewußtsein des Subjekts die Welt der Wirklichkeit als Objekt des Denkens gegenüberstellt. In dieser Sicht steht der Mensch nicht mehr innerhalb des Weltganzen, sondern vor der Welt, die zum Gegenstand der experimentellen Unterwerfung unter technisch-anthropozentrische Zwecke gemacht wird. Die medizinischen Vertreter dieser naturwissenschaftlichen Menschenlehre hatten sich von der mittelalterlichen Scholastik und der romantischen Naturphilosophie abgewandt und glaubten zunächst mit nahezu religiösem Fortschrittseifer ein neues Zeitalter herbeizuführen und auch Natur- und Sozialwissenschaften nach ihren Regeln umformen zu können (Schipperges 1978). Ein solcher Szientismus ließ sich aber auf die Dauer nicht aufrechterhalten. Wir haben inzwischen erlebt, daß wir uns nicht nur uneingeschränkt über die Erfolge der naturwissenschaftlichen Medizin freuen können, weil – wie es Emrich (1990) ausdrückt – „Die Verwirklichung des Machbaren zu einer Zerstörung des natürlich Gegebenen führt“ und „jede neue (technische) Entdeckung die Gefahr möglichen Mißbrauchs“ in sich birgt. Außerdem verschließt sich gerade der Erkenntnisgegenstand der Psychogeriatrie dem cartesianischen Blick einer ausschließlich naturwissenschaftlichen Medizin. Denn der Patient, mit dem wir es in diesem Fach zu tun haben, ist nicht nur ein biologischer Organismus, sondern zugleich individueller Mittelpunkt einer biographischen Selbsterfahrung und einer sinn- und wertkonstituierenden Weltinterpretation.

Frühere Denkepochen kannten noch nicht die Trennung des Menschen in zwei kategoriale Hälften von Leib und Seele, Objekt der Natur und geistigem Subjekt. Für Aristoteles galt der Mensch als ein von Natur aus sprechendes und politisches Wesen; andererseits waren für ihn alle natürlichen Dinge dadurch gekennzeichnet, daß sie das Prinzip der Bewegung in sich selbst haben und daß diesen Bewegungen eine Zweckursache zugrunde liegt, ebenso wie sich der Mensch als Ursprung von Potentialität und Intentionalität erlebt (Spaemann 1987). Durch Rousseau verlor der Mensch das Paradigma des „von Natur Seienden"; er wurde Teil einer Natur, die – frei von allen geschichtlichen und sozialen Bezügen – jeder Menschenähnlichkeit beraubt und auf pure Gegenständlichkeit reduziert war. In einem solchen naturalistischen Welt- und Menschenverständnis, das sich die naturwissenschaftliche Medizin in dem Jahrhundert nach Rousseau zu eigen machte, wurde physikalische Objektivität als einzige Erkenntnisform der Wirklichkeit betrachtet.

Aber die Medizin, die auf diesem reduktionistischen Denkmodell beruht, ist nichts Absolutes, sondern nur eine Erkenntnis- und Handlungsform unter vielen Betrachtungsweisen, die sich im Laufe der Medizingeschichte entwickelt haben. Die heutigen Vertreter der Philosophie des Geistes, wie Thomas Nagel (1986), John Searle (1987) und andere haben deutlich darauf hingewiesen, daß naturalistische Formen des Weltverständnisses kein angemessenes Erklärungsmodell für die Phänomene der Subjektivität liefern und daß das individuelle Bewußtsein als ein selbstreferentielles System (Luhmann 1988) mit einem physikalischen Reduktionismus nicht erfaßt werden kann. Solange die subjektiven und materiellen Aspekte der Realität nicht in der Sprache einer einheitlichen Theorie ausgedrückt werden können, bleibt daher die Geriatrie auf die Methodendichotomie natur- und geisteswissenschaftlicher Denkansätze angewiesen, die sowohl das Erklären naturgesetzlicher Zusammenhänge als auch die hermeneutische Auslegung erlebter Selbsterfahrung und somit die Synthese verschiedenartiger Wege der Erkenntnis voraussetzt.

Die Sozialmedizin

Ein dritter und letzter Aspekt der neuzeitlichen Medizin besteht in dem sozialen Gedanken, der in den philantropischen Errungenschaften der Aufklärungszeit wurzelt, zur Virchowschen Auffassung von der Medizin als „soziale Wissenschaft" führt und über die Programme öffentlicher Gesundheitspflege in die sozialen Sicherungssysteme moderner Industrienationen einmündet. Für Johann Peter Frank (1745–1821), Professor und Direktor des Allgemeinen Krankenhauses in Wien und späterer Leibarzt von Kaiser Alexander in Petersburg bedeutet Krankheit kein unabwendbares göttliches Walten, sondern menschliches Verschulden an den armen, unterprivilegierten und verelendeten Bevölkerungsschichten, das durch ärztliches, pädagogisches und politisches Handeln korrigiert oder abgewendet werden kann. Findel- und Waisenhäuser werden errichtet. Mit Pädiatrie und Orthopädie werden zwei für das kranke Kind geschaffene Disziplinen gegründet. Geburtshilfliche Methoden werden verbessert. Die Fürsorge erstreckt sich auch auf psychisch Kranke, Blinde und Taubstumme. Dem humanitären Gedanken der Sozialmedizin entspringt auch das wachsende Interesse an den Krankheiten des Alters. Ignaz Leo Nascher (1863–1944), der 1909 den Begriff „Geriatrie" prägte, hatte zuvor schon ein Buch über das Elend der New Yorker Bowery verfaßt und wandte sich der Erforschung der Alterskrankheiten unter dem Eindruck eines Krankenhausbesuches zu, bei dem er die fatalistische Einstellung der damaligen Ärzte in bezug auf die Behandlung älterer Patienten kennenlernte.

Aber trotz dieser sozialen Impulse hat sich die Geriatrie allenfalls regional zu einer eigenständigen Disziplin entwickeln können, welche die Erfahrungen medizinischer Einzelfächer zu einer Synthese verbindet und dabei auch die Erkenntnisse gerontologischer Grundlagen- und Nachbarwissenschaften in sich aufnimmt. Für den vergrößerten Freiraum, der durch verlängerte Lebenserwartung, Vorverlegung des Ruhestands und Verschiebung des Generationenzyklus entstanden ist, hat die moderne Gesellschaft keine kulturellen Modelle entwickelt, die der mittelalterlichen Lebensordnungslehre auch nur etwa entsprechen würden und es dem Menschen ermöglichen könnten, sein Leben im Alter tatsächlich zu vollenden, also das zu Ende zu bringen, worum es ihm in diesem individuellen Leben gegangen ist (Schipperges 1986). In einer Welt, in der Leistung und Produktivität bestimmende Wertmaßstäbe darstellen, sind die Alten in die Außenseitersituation einer sozialen Randgruppe abgedrängt worden. Sie gehören zu dem großen Heer der sozial Unbrauchbaren (Dörner 1988) und stellen eine kostspielige Provokation unseres sozialen Sicherungssystems dar. Dies hat bereits dazu geführt, daß ältere Menschen im Fall einer längerdauernden Krankheit oder einer chronischen Behinderung von den Leistungen der Krankenkasse ausgeschlossen, von einem Tag auf den anderen zu Pflegefällen abgestempelt werden und daß ihre rehabilitative Betreuung und pflegerische Versorgung unter das humane Minimum absinkt. Es kann in Zukunft zur Folge haben, daß Patienten jenseits einer bestimmten Altersgrenze sinnvolle lebensverlängernde medizinische Techniken vorenthalten werden. Sind dies nicht bereits die ersten Anzeichen eines schleichenden, zunächst noch latenten Gerontozids, der sich über kurz oder lang in sehr viel unverhüllteren Formen manifestieren könnte?

Angesichts dieser Situation kann ein historischer Rückblick auf die Geschichte der Medizin die Massentötung Geisteskranker im Dritten Reich nicht übergehen. Sie ist ja nicht nur ein Zufallsprodukt oder eine Betriebspanne unserer Geschichte, sondern beruht auf einer Atmosphäre des Zeitgeistes, die in gewissen Bereichen auch heute noch das Klima der öffentlichen Meinung bestimmt. Hierzu gehört die Auffassung, daß Glücklichsein und Leidfreiheit zu den notwendigen Attributen menschenwürdiger Existenz gehören. Da Leid etwas ist, das nicht sein soll, kann auch seine Linderung nicht ausreichen; wenn es nicht völlig beseitigt werden kann, so muß eben der Leidende aus der Welt geschafft werden (Spaemann 1990a). Ein solcher keimfreier Hedonismus, der sich als Humanität des Mitleids mißversteht, begründet einen Totalitätsanspruch des Machbaren, der Menschlichkeit in ihr Gegenteil verkehrt (Spaemann 1990b). Daß „Weichherzigkeit in die Gaskammer führt" ist nicht etwa nur eine verstiegene Feststellung des mit der Schrift von Binding und Hoche vertrauten Mönches in Walker Percys Roman „Das Thanatos-Syndrom"; der Mitleidsappell in dem Propagandafilm „Ich klage an" stand vielmehr tatsächlich im Dienst der systematischen Vorbereitung der T-4-Aktion.

Wer allerdings heute aus ökonomischen Erwägungen oder aufgrund des Totalitätsanspruchs eines fehlgeleiteten Mitleidsdenkens die vorzeitige Lebensbeendigung von Demenzkranken ins Auge fassen wollte, bräuchte gar nicht zu den gewaltsamen Methoden der Gaskammer oder der Todesspritze Zuflucht nehmen. Es genügt bereits der Hinweis auf das Selbstbestimmungsrecht des Menschen, der den Gedanken des Lebensschutzes von der anderen Seite des Lebens her – nämlich seinem Beginn – weit über die gesetzlich festgelegten Grenzen ausgehöhlt, zur Errichtung von Patiententestamenten geführt und die Propagierung des „würdigen Freitods" begründet hat. Dieses Selbstbestimmungsrecht ist unbegrenzt manipulierbar. Das Bedürfnis, den Angehörigen und der Gesellschaft die Kosten und Belastungen einer chronischen Krankheit zu ersparen, kann durch einen entsprechenden gesellschaftlichen Erwartungsdruck leicht in die moralische Pflicht umgemünzt werden, sich rechtzeitig vor dem Eintreten einer Demenz zu einem Verzicht auf lebensverlängernde Maßnahmen zu entscheiden oder sich beim Vorhandensein eines solchen Leidens zur Selbsttötung zu entschließen. Die Horrorvision von Selbsttötungsmaschinen in Euthanasiehäusern, die schon von Robert Hugh Benson in seinem 1908 erschienenen Roman „The Lord of the World" entworfen wurde, ist mittlerweile durch die Anwendung eines von einem Arzt entworfenen und in einem VW-Bus installierten Suizidapparats bei einer Alzheimer-Patientin in Michigan zu makabrer Wirklichkeit geworden.

Daß die Tötung eines dementen Patienten zumindest prinzipiell und unter bestimmten Umständen auch ohne dessen Zustimmung erfolgen kann, wird in den Publikationen von Peter Singer (1984) und Helga Kuhse (1987, 1990) vertreten, wonach das Lebensrecht eines höheren Säugetiers mehr wiegt als das eines einjährigen Kindes, eines Menschen mit schweren geistigen Behinderungen oder eines dementen Greises. Damit sind wir also wieder mit einer Lebenswertdiskussion konfrontiert, die von seiten ihrer heutigen Vorkämpfer mit der gleichen Argumentation und dem gleichen aggressiven Vokabular geführt wird, wie sie vor 70 Jahren in der Schrift von Binding und Hoche zum Ausdruck kam; die Darstellung dieser Position ist verführerisch genug, um trotz der Erinnerung an den psychiatrischen Holocaust des Dritten Reichs und trotz des Protestes von Behindertenverbänden und vielen anderen Seiten die Gefahr ähnlicher praktischer Konsequenzen gerade auch für psychogeriatrische Patienten heraufzubeschwören, die das Dritte Reich mit sich gebracht hat.

Ihre philosophische Legitimation bezieht diese ethische Doktrin aus der von Singer (1984) übernommenen Relativierung des Personenbegriffs durch John Locke. Dadurch ist die Person des Menschen nicht eine Voraussetzung unseres Bewußtseins, eine wesenhaft potentielle Substanz, deren phänomenale Erscheinungen lediglich akzidentelle Hinweise auf ihr eigentliches Wesen darstellen. Sie konstituiert sich vielmehr erst aus distinkten Inhalten und prädikativen Merkmalen unseres Bewußtseins wie Rationalität, Intentionalität oder Selbstvergegenwärtigung. Andere zeitgenössische Philosophen wie Derek Parfit (1984) haben unter Berufung auf den Empirismus David Humes den Personenbegriff anhand von Beispielen aus dem Science-Fiction-Bereich noch stärker relativiert und so weit unterhöhlt, daß die Identität der Person mit der eines Vereins verglichen wird, der sich jederzeit auflösen und sich irgendwann wieder neu konstituieren kann. Eine solche Relativierung und Auflösung des Personenbegriffs hat zur Folge, daß die Frage, welche Menschen aufgrund ihrer Personalität absoluten Lebensschutz genießen sollen und welche Individuen nicht zu diesem Kreis der Anspruchsberechtigten gehören, von einer definitorischen Ermessensentscheidung abhängig gemacht wird und ein jederzeit modifizierbares und revozierbares Toleranzedikt darstellt (Spaemann 1987).

Wer aber Personen definiert, macht sie zu Sachen, und wer sie zu Sachen macht, wird sie auch wie Sachen behandeln. So zeigt sich eben auch hier wieder, daß medizinisches Denken und Handeln durch anthropologische Entwürfe begründet werden, die auf spezifische philosophische Voraussetzungen verweisen. Im abendländischen Denken hat die ärztliche Heilkunde von der Heiligkeit menschlichen Lebens gesprochen. Man kann natürlich solche Begriffe über Bord werfen. Man muß dann nur aufpassen, daß dabei nicht etwas verloren geht, auf das man weniger leicht verzichten möchte (Spaemann 1987). Das Heilige ist ja das unbedingt Achtenswerte. Die uneingeschränkte Schutzwürdigkeit des Menschen beruht auf der Eigentümlichkeit eines Wesens, dessen Zweck nicht nur die Erhaltung seines eigenen So-Seins ist, sondern das seine eigene Perspektive relativiert und sich erkennend und handelnd auf anderes Seiendes richtet, das also nicht nur einen Selbstzweck für sich, sondern einen Selbstzweck schlechthin darstellt (Spaemann u. Löw 1985; Spaemann 1987). Personen sind Subjekte des Könnens. Diese Potentialität bleibt auch dann erhalten, wenn sie noch nicht oder zu einem bestimmten Zeitpunkt nicht mehr aktualisiert werden kann. Ein Mensch gewinnt die Personeneigenschaft dadurch, daß schon der Säugling von seiner Mutter in den Arm genommen und als Person angesprochen wird (Spaemann 1990b); ein dementer Greis behält diese Eigenschaft, indem ihm von anderen Zuwendung entgegengebracht wird. Die Akzeptierung als Person ist eine Anerkennungshandlung, die der Wahrnehmung von Eigenschaften vorausgeht und die nicht endet, wenn diese Eigenschaften nicht mehr wahrnehmbar sind. Diese Anerkennung stellt den Vollzug einer sozialen Beziehung dar. Sie bedeutet mit den Worten des jüdischen Philosophen Emmanuel Lévinas (1980) ein Heraustreten aus der Welt der Totalität und eine Berührung mit der Unendlichkeit, die uns im Antlitz des anderen begegnet. Mit dem Bild eines solchen Antlitzes will ich daher diese

Überlegungen abschließen: dem letzten Selbstporträt Rembrandts: dem furchtlosen und ehrlichen Bekenntnis eines Mannes zu dem, was uns das Alter zufügt.

Literatur

Ackerknecht E (1967) Medicine at the Paris Hospital 1799–1848. John Hopkins Press, Baltimore

Benson RH (1914) Der Herr der Welt. Pustet, Regensburg

Dörner K (1988) Tödliches Mitleid. Jakob van Hoddi, 1988

Emrich H (1990) Psychiatrische Anthropologie. In Vorbereitung

Grmek MD (1960) Morgagnie und die Greisenkrankheiten. Sudhoffs Arch 44(2):118–128

Kuhse H (1987) The Sanctity-of-Life-Doctrine in medicine. A critique. Clarendon Press, Oxford

Kuhse H (1990) Warum Fragen der aktiven und passiven Euthanasie auch in Deutschland unvermeidlich sind. Dtsch Ärztebl 87:913–920

Lévinas E (1987) Totalität und Unendlichkeit. Alber, Freiburg/Br.

Lichtenthaeler C (1982) Geschichte der Medizin, 3. Aufl, Bd I und II. Deutscher Ärzteverlag, Köln

Lichtenthaeler C (1984) Der Eid des Hippokrates. Deutscher Ärzteverlag, Köln

Lichtenthaeler C (1988) Geschichte der Medizin. Ergänzungsband. Deutscher Ärzteverlag, Köln

Luhmann N (1988) Neuere Entwicklungen in der Systemtheorie. Merkur 42:292–300

Nagel T (1986) The view from nowhere. Oxford University Press, Oxford

Parfit B (1984) Reasons and persons. Clarendon Press, Oxford

Percy W (1987) Das Thanatos-Syndrom. Hanser, München

Roth M (1955) The natural history of mental disorders in old age. J Med Sci 101:281–301

Roth M, Mountjoy C (1989) Neurobiologische Aspekte psychischer Störungen bei degenerativen Hirnerkrankungen im Alter. In: Kisker KP, Lauter H, Meyer J-E, Müller C, Strömgren E (Hrsg) Psychiatrie der Gegenwart, Bd 8: Alterspsychiatrie. Springer, Berlin Heidelberg New York Tokyo, S 84–134

Schipperges H (1982) Die arabische Medizin und das Humanum ihrer Therapeutik. In: Tellenbach H (Hrsg) Psychiatrische Therapie heute. Enke, Stuttgart, S 31–50

Schipperges C (1978) Wege zu neuer Heilkunst. Haug, Heidelberg

Schipperges C (1986) Sein Alter leben. Herder, Freiburg

Schipperges H (1960) Makrobiotik bei Petrus Hispanus. Sudhoffs Arch 44:129–140

Schipperges H (1985) Homo patiens. Zur Geschichte der kranken Menschen. Piper, München

Schmitt W (1982) Das Regimen sanitas des Mittelalters. In: Tellenbach H (Hrsg) Psychiatrische Therapie heute. Enke, Stuttgart, S 51–63

Searle J (1987) Minds and brains without programs. In: Blakemore C, Greenfield S (eds) Mindwaves. Thoughts on intelligence, identity and consciousness. Blackwell, Cambridge, Mass, pp 209–234

Singer P (1984) Praktische Ethik. Reclam, Ditzingen

Spaemann R, Löw R (1985) Die Frage Wozu? Piper, München

Spaemann R (1987) Das Natürliche und das Vernünftige. Aufsätze zur Anthropologie. Piper, München

Spaemann R (1990a) Sind alle Menschen Personen? Vortrag bei einer Tagung der Sophien-Stiftung. Kinsau

Spaemann R (1990b) Vorlesung über den Begriff der Person. München (Sommersemester 1990)

„SCHWERE" PSYCHIATRIE UND FAMILIE*

L. Kaufmann

Wie groß ist das Interesse der Psychiatrie für die Familie im klinischen Alltag? Was tut der Psychiater mit den Angehörigen seiner Patienten? Benötigt er sie, bei stationärer Behandlung, nur für die traditionelle Anamnese-Erhebung? Sieht er sie mehrmals, kennt er ihre Nöte; denkt er „nur" über sie nach, oder versucht er mit ihnen zusammenzuarbeiten – gelegentlich oder systematisch? Wie sieht er sie? Hilfreich oder störend, behandlungsbedürftig oder als Fernzuhaltende? Delegiert er Familienangelegenheiten weiterhin, wie schon vor 30 Jahren, an die Sozialarbeiterinnen und – mehr stillschweigend – an das die Besucher empfangende Pflegepersonal? Oder macht er Familientherapie – und wenn ja, in welchem Setting, mit welcher Ausbildung, welchen Zielen?

Es gibt zahlreiche Varianten des Umgangs mit den Familien psychiatrischer Patienten: sie wechseln von Land zu Land, von Institution zu Institution – ja von einem Psychiater zum anderen; entsprechende Untersuchungen aber – seien dies historische Studien oder auch nur summarische Bestandsaufnahmen dessen was landesweit praktiziert (nicht was publiziert) wird – sind anscheinend in Europa noch nicht durchgeführt worden. Der vorliegende Beitrag ist dementsprechend kontextgebunden, von den eigenen Erfahrungen beeinflußt und aus der „Insider-Perspektive" geschrieben.

Neu ist das Thema „Familie" in der Psychiatrie nicht. Ärzte, Pflegepersonal und vor allem Sozialarbeiterinnen mußten sich seit jeher mit den Familienangelegenheiten der hospitalisierten oder sonstwie von öffentlichen psychiatrischen Diensten abhängigen Patienten abgeben, betrachteten sie aber i. allg. als soziale Randerscheinungen, die nicht zum „eigentlichen" Krankheitsgeschehen gehörten. Das ist mancherorts – nämlich da, wo Sozialpsychiatrie peripher angesiedelt ist – noch heute so und entspricht dem in der Medizin zählebig vorherrschenden biomedizinischen Krankheitsmodell.

* Mit „schwerer" Psychiatrie ist hier die Kategorie der klinischen Situationen gemeint, denen ohne spezielle Institutionen (psychiatrisches Krankenhaus, sozialpsychiatrische – und andere Einrichtungen) und ohne interdisziplinäre Teamarbeit nicht beizukommen ist – es geht um Psychosen, chronische Schizophrenie, schwere Persönlichkeitsstörungen, Alterspatienten und, soweit die Psychiatrie dafür zuständig ist, um Oligophrene.

Kliniker, die wie die Hausärzte die Bedeutung der Familienbeziehungen und -kontakte für die Befindlichkeit und für den Krankheitsverlauf erkannten, gab es schon immer, selbst dann wenn sie, wie Griesinger, annahmen, Geisteskrankheiten seien Gehirnkrankheiten. In der Psychoanalyse schließlich sind die Entwicklungsschritte und Schicksale der Eltern-Kind-Beziehungen bekanntlich von zentraler Bedeutung, auch wenn sie in der psychoanalytischen Kur und den davon abgeleiteten Psychotherapieformen nicht direkt angegangen werden.

In der Frage aber, ob – und wie aktuelle Familienprobleme und -beziehungen in die diagnostische Beurteilung klinischer Situationen und ggf. in das therapeutische Handeln einzubeziehen seien, gehen die Ansichten seit 30 Jahren auseinander.

Das liegt zunächst am Gegenstand „Familie" selbst. Mit welcher Familie hat es die Psychiatrie, deren Anschauungen den gesellschaftlichen Veränderungen immer nachhinken, zu tun? Bevor sie eine ihren eigenen Zwecken dienende psychiatrische Familientypologie oder -klassifizierung erarbeitet hat, wächst ihr die sich beschleunigende Heteromorphose der klassischen Zwei- oder Dreigenerationenfamilie über den Kopf. Psychiater und ihre Mitarbeiter wissen im Durchschnitt von soziokulturellen Prozessen wenig. Soziologische Neuheiten, die ihre Vorstellung von der Norm nicht entsprechen, deuten sie psychiatrisch um. Ihre Kompetenz für Familienangelegenheiten bleibt damit fragwürdig. Was ist heute „Familiennorm"? Die Unbeständigkeit im Leben des Paares ist nichts Abnormes mehr; die Scheidungsrate in Deutschland und in der Schweiz ist sehr hoch, die Geburtenrate tief, ungefähr die Hälfte der zusammenlebenden Paare sind kinderlos; die „Singles" haben gewaltig zugenommen. Der Anteil der Patienten aus unstabilen Familienverhältnissen und aus Ein-Eltern-Familien nimmt innerhalb der Population psychiatrisch Kranker zu, die Zahl der „Risiko-Kinder" steigt. Gastarbeiterfamilien sind oft auseinandergerissen oder leben sich auseinander. Der Prozentsatz von Patienten, von deren Familienkultur wir noch weniger wissen und deren Angehörige in fremden Ländern und anderen Kontinenten leben, nimmt ständig zu. Es leuchtet ein, daß eine derartige soziologische Vielfalt der Familiensituationen mit entsprechender Infragestellung althergebrachter Wertvorstellungen die Erforschung hypothetischer, für die Behandlung wichtiger Wechselbeziehungen zwischen Familiendaten und -dynamik einerseits und dem Krankheitsprozeß andererseits erschwert.

Innerhalb der Psychiatrie selbst führen verschiedene Ausgangslagen und Beweggründe zu unterschiedlichen, ja gegensätzlichen Wahrnehmungen und Auffassungen in bezug auf den Stellenwert der Familie. Dementsprechend variabel sind die Haltungen und Handlungsweisen.

Nosologische Kriterien oder psychopathologische Besonderheiten sind für die Frage des konkreten Kontakts mit Angehörigen nicht direkt ausschlaggebend. Wichtig sind vielmehr die klinische Situation in ihrer Komplexität, der Rahmen, in dem die Behandlung stattfindet, und die gegebene Familienkonstellation selbst. Geradezu entscheidend ist schließlich die Sichtweise oder Epistemologie – systemisch formuliert: die je besondere Art des Arztes und seiner Mitarbeiter, die „Wirklichkeit“ einer gegebenen klinischen Situation zu konstruieren – für ihre Einstellung zum Familien-Beziehungsnetz. Systemisch orientierte Kliniker sehen die Situation *immer auch in einer Familienperspektive*, unabhängig von der Frage ob der (die) Patient(in) mit Angehörigen oder (und) anderen wichtigen Bezugspersonen zusammenlebt oder nicht.

Allgemein gilt: *Direktkontakte und Zusammenarbeit mit der Familie* psychiatrischer Patienten sind angezeigt in *allen* klinischen Situationen mit unselbständigen, behandlungs- und betreuungsbedürftigen Patienten, die die Verantwortung für sich und ihre Behandlung vorübergehend oder dauernd nicht allein tragen können, die Angehörige haben – und damit einverstanden sind, daß man mit letzteren in Verbindung tritt. Das betrifft Kinder mit psychischen Störungen, manche (aber nicht alle!) Jugendliche und diejenigen Erwachsenen, die durch schwerere Störungen unselbständig geworden oder geblieben und beispielsweise hospitalisiert sind, schließlich die Mehrzahl der psychogeriatrischen Patienten, d. h. die „schwere“ Psychiatrie.

Demgegenüber gilt nach wie vor die Faustregel, daß – unabhängig von der klinischen Diagnose – ambulant durchgeführte individuelle Therapie, Psychotherapie oder Gruppenpsychotherapie mit Erwachsenen, die für sich selbst und ihre Behandlung verantwortlich sind und mit ihrem Therapeuten einen entsprechenden Vertrag haben, vor Direktkontakten der Angehörigen mit dem Therapeuten abzuschirmen sind (Kaufmann 1975).

Ärztliche Haltung und Notlage der Familie

Angehörige werden durch das Auftreten von schwereren, namentlich akut-psychotischen Störungen bei einem Familienglied mit oder ohne Spitaleinweisung – mitunter gerade auch durch die Hospitalisierung (Trennung!) erschüttert und reagieren mit Ratlosigkeit, Angst, Schuldgefühlen bis hin zu Depressionen, oder mit Ärger und Projektionen usw. Deshalb soll die Familie nicht alleingelassen werden (Fleck 1959). Sofortige Zuwendung (mit Information) ist angezeigt, und zwar nicht nur aus ethischen Gründen: Die sog. Familienkrise ist, wie die Systemtheorie zu modellieren erlaubt, der günstigste Augenblick für das Herstellen einer für die Therapie möglicherweise nutzbar zu machenden Beziehung mit Angehörigen. Wenn sich die Angehörigen und der Therapeut Tage und Wochen nicht sehen, konsolidiert sich das durch ihre gegenseitigen Projektionen entstehende System von verzerrter Wahrnehmung, das die Wahrscheinlichkeit alternativer Sichtweisen schon einschränkt, bevor sich die Protagonisten überhaupt begegnet sind.

Sozialpsychiatrische Fortschritte

Die im Zuge der Sektorpolitik gegebene oder angestrebte Verlagerung der Behandlung und (oder) Betreuung von Patienten, insbesondere von chronisch

Kranken in gemeindenahe Dienste wie Tageskliniken, geschützte Werkstätten und andere Einrichtungen erlaubt es, manche Hospitalisierungen zu vermeiden und noch häufiger diese durch Frühentlassung zu verkürzen. Damit beherbergt die Familie, falls es sie noch gibt, sehr viel häufiger und länger als früher „Langzeitpatienten". Dies bedingt vermehrte und verbesserte Zusammenarbeit mit Angehörigen – ja, die therapeutische Maßnahme selbst wird wegen der überragenden Bedeutung der Familienbeziehungen für Geisteskranke oft erst dank dieser Zusammenarbeit möglich. Nach unseren Erfahrungen ist solches Zusammenspannen für die entsprechenden Beschlußfassungen auch dann obligatorisch, wenn der Patient zwar von der Familie geographisch getrennt wohnt, mit ihr aber weiterhin Kontakte unterhält. Familienbeziehungen sind eben stärker als Arzt-Patienten-Beziehungen. Bei solcher Arbeitsweise wird die Familie zum Partner – sie wird in den Augen des Therapeutenteams und in ihrer Selbstbeurteilung aufgewertet, sie lernt manchmal, wenn richtig beraten, etwas Nützliches zu tun. Daß sie in diesem Kontext, angesprochen auf ihre Ressourcen, weniger „Familienpathologie" produziert als wenn man diese sucht, ist eine der wichtigsten Einsichten in der therapeutischen Arbeit mit Familien der letzten 10 Jahre, was aber noch nicht dazu berechtigt, alle Hypothesen über Familiendysfunktionen über Bord zu werfen: es gibt sie auch – ein hoher EE-Quotient gehört beispielsweise dazu. Die Politik der Zusammenarbeit mit der Familie – sie ist kostensparend! – darf aber nicht darüber hinwegtäuschen, daß die Familie durch das Zusammenleben mit einem psychiatrischen Patienten einer ganz erheblichen materiellen und vor allem seelischen Belastung ausgesetzt sein kann.

Auch die eigentlichen *Rehabilitationsprogramme* machen, weil soziale Wiedereingliederung durch Frühentlassung gefördert werden kann, eine Einschätzung der familiären Umgebung nötig; bei ungünstigen Bedingungen soll die Familie durch geeignete Beratung unterstützt werden: das schlug H. W. Mayer schon vor über 60 Jahren vor (Wing 1987); systematisch und mit neuentwickelten Methoden wird das erst in jüngster Zeit in die Tat umgesetzt: familieninformierende und psychoedukative Methoden gehören hierher (Anderson et al. 1986; Falloon et al. 1985; Hubschmid 1983).

Familientherapie

Es waren die intensiven, psychoanalytisch orientierten individuellen Psychotherapien mit psychotischen Patienten der 50er Jahre, die ungewollt allerlei aktuelle Familienprozesse auslösten und die Familiendynamik damit ins Blickfeld der Psychiatrie brachten. Hypothesen über Zusammenhänge zwischen psychopathologischem Verhalten und Familienvariablen, die bis heute nur teilweise erforscht sind, lieferten den Hauptbeweggrund für Versuche mit Familientherapie bei Schizophrenen. Deren Pioniere waren zuerst dem psychoanalytischen Konzept verpflichtet oder sie wandten, wie die Gruppe um Bateson, kybernetische Konzepte an, welche in der Folge die Entwicklung der Familientherapie bestimmen sollten. Die systemtheoretische Ausrichtung, die das Ursache-Wirkungs-Denken zu überwinden erlaubt, verhalf der *ambulanten* Familientherapie über die Grenzen der Psychiatrie hinaus zum Durchbruch; in der „schweren" bzw. in der Krankenhauspsychiatrie hat sich die Familientherapie nicht durchgesetzt. Die bei ihr selber liegenden Gründe dafür sollen im folgenden kurz skizziert werden.

Familientherapie in der psychiatrischen Klinik

Der anfänglichen Begeisterung für Familientherapie mit Schizophrenen und ihren Angehörigen, vor allem in Nordamerika, folgte die Ernüchterung: Die Wirksamkeit der neuen Methode, was immer auch darunter verstanden wurde, erwies sich, beurteilt nach den Katamnesen der Patienten, als gering (die Familien wurden kaum nachuntersucht). Angesichts der unbefriedigenden Resultate gab man vielerorts die Versuche mit Familientherapie wieder auf – bezeichnenderweise zu einer Zeit, in der der psychotherapeutische Impetus auf dem Gebiet der Psychosen überhaupt zu erlahmen begann. Dazu kam, daß die Familien selber diese Behandlungen immer häufiger und aggressiver ablehnten (Wynne et al. 1987).

Für ein endgültiges Urteil scheint es uns zu früh; der Leitgedanke, psychotische Patienten zusammen mit ihrer Familie zu behandeln, ist trotz der Mißerfolge nicht einfach aufzugeben. Bei der Mehrzahl der Behandlungen waren die Arbeitshypothesen und die entsprechenden Haltungen inadäquat; meistens unerfüllt waren und sind auch jetzt noch die Vorbedingungen für die Durchführung *systemisch orientierter* Familientherapie im Setting des psychiatrischen Krankenhauses.

Die an vielen Kliniken in den USA geübte Familientherapie basierte in den 60er Jahren auf der unbewiesenen und linealen Hypothese, daß die Familiendynamik bzw. die Familieninteraktion die Schizophrenie *(mit)verursache*. Die ohnehin schon verunsicherten und von Schuldgefühlen geplagten Angehörigen sahen sich auf die Anklagebank versetzt. Die Therapie wurde auf die „Familienpathologie" konzentriert. Zusammen mit ungenügender Ausbildung und kontraindizierten pseudopsychoanalytischen Haltungen hat das zweifellos manchmal geschadet oder jedenfalls nichts genützt und die Familientherapie mit Schizophrenen insgesamt in Mißkredit gebracht (Kennet u. Terkelsen 1983; Wynne et al. 1987).

Eigene Erfahrungen: In Lausanne haben wir die Hypothese der *Verursachung* der Schizophrenie und anderer Krankheiten durch die Familienpathologie abgelehnt: Dagegen begründeten wir unsere Versuche mit Familientherapie mit der Feststellung, daß „zwischen Krankheits*verlauf* und Familieninteraktionen Parallelen und Wechselwirkungen bestehen" (Kaufmann 1972). Auch sprachen wir die Familien zuerst auf ihre emotionellen Nöte an, was den Einstieg in die Therapie erlaubte. Andererseits beschäftigten wir uns wie andere Familientherapeuten zweifellos auch zu einseitig mit Kommunikations- und anderen

Störungen. Unter dem Einfluß von Minuchin (1974) und Boszormenyi-Nagy u. Krasner (1986) wurden allmählich elterliche Kompetenz und die in den Familienbeziehungen steckenden Ressourcen, die es zu mobilisieren gilt, wichtiger. An der Hypothese von dysfunktionalen Familien, die entwicklungshemmende „symptomatische" Familiensysteme bilden, hielten und halten wir noch heute fest, denn sie werden durch gewisse Resultate unserer Interaktionsforschungen gestützt (Fivaz 1991).

Systemische Familientherapie funktioniert, wie gesagt, in weitgehend autonomen, relativ kleinen „therapeutischen Systemen" (Mailänder Gruppen; Heidelberger Gruppe), dagegen wesentlich schlechter in größeren psychiatrischen Institutionen. Wenn nämlich der Therapeut mit seiner „systemischen" Beschreibung der klinischen Situation nicht über die Familie hinausgeht, ist eine wichtige Voraussetzung für die Durchführung „systemischer Therapie" nicht erfüllt: die einer *genügenden Kohärenz der Betrachtungsweise* und der Zielvorstellungen der am „Fall" Beteiligten. Die eigene Institution, die übrigen professionellen und nichtprofessionellen Netzwerke, die in die Behandlung verstrickt sind, und schließlich der Therapeut selbst, sind in die systemische Lesart einzuschließen. Das ist leichter gesagt als getan: Wir selbst sind bei den Versuchen, den institutionsinternen Kontext (zusätzlich zu dem der Familie) zu analysieren, in bezug auf die Informationsbeschaffung auf die größten Schwierigkeiten gestoßen (Duruz et al. 1987). Der wahrscheinlichste Zustand an einem größeren psychiatrischen Krankenhaus ist der einer „epistemologischen Konfusion". Familientherapie rangiert dann als eine weitere, zusätzliche Behandlungsmethode *neben* den übrigen: Die *ganzheitliche ökosystemische Sicht der je einmaligen, für jeden Patienten spezifischen klinischen Situation mit der Integration der verschiedenen Behandlungen in einem kohärenten Programm fehlt.*

Das kann auch kaum anders sein, auch wenn es den „Systempuristen" nicht paßt. Das psychiatrische Krankenhaus und ihm angegliederte Einrichtungen entsprechen samt dem ihnen erteilten Auftrag dem traditionellen biomedizinischen Modell. Sie müssen in ihrer Organisation, Funktionsweise und Sprache mit den Vorstellungen und Erwartungen der ambulant arbeitenden (zuweisenden) Ärzte, der Dienststellen, Versicherungen und Behörden – und schließlich der Angehörigen selbst einigermaßen vereinbar sein. Unkoordinierte Einflüsse – wir denken hier an ein Nebeneinander von Krankheitsmodellen, Problemdefinitionen und Zielvorstellungen, die im Sinne der Pseudo-Mutualität unter einem Dach „zusammenwohnen" – können ein Behandlungsprogramm in einen Zustand von so großer Unordnung rutschen lassen, daß es undurchsichtig wird und stillsteht (Kaufmann 1991).

Wir haben mit Hilfe eines systemtheoretischen Metamodells, dem „Paradigme évolutionniste" (Fivaz et al. 1982) versucht, die genannte Integration und Koordination verschiedener Arbeitsmethoden durchzuspielen, mit unterschiedlichem Erfolg; der Aufwand ist enorm. Zur Zeit ist eine systemische Sicht in der „schweren", bzw. der Krankenhauspsychiatrie weder „besser" als das traditionelle Krankheitsmodell, noch ein Ersatz dafür – im besten Fall ergänzt (und integriert) sie es. Es sei betont, daß für zahlreiche Situationen, so

u. a. kurzdauernde Interventionen, das Ursache-Wirkungs-Schema ausreicht und sogar adäquater ist – d. h.: Rückkoppelungen und Entwicklungsaspekte dürfen vernachlässigt werden.

Was ist an Familienarbeit praktisch möglich?

Nach dem Bisherigen könnte sich der Eindruck ergeben, der Autor und seine Mitarbeiter arbeiteten therapeutisch mit sämtlichen Familien ihrer Patienten. Das ist weder nötig noch möglich; die Wirklichkeit sieht sogar sehr bescheiden aus:

Bei 102 unausgelesen, fortlaufend innerhalb 6 Monaten in zwei Abteilungen (mit zusammen 35 Betten) aufgenommenen Patienten wurde an System- und Familienarbeit folgendes verwirklicht:

Formulierung einer systemischen Hypothese	40	Fälle
Systemische Koordination („Systems Consultation“)	10(!)	Fälle
1–2 Gespräche mit Familie oder Paar (Evaluation)	7	Fälle
Therapeut. Arbeit mit Familie während Hospitalisierung	*14*	Fälle
davon ambulant Arbeit fortgesetzt	*7*	Fälle
davon längerdauernde Familientherapie	*4*	Fälle
Nicht unternommen weil		
Familie unerreichbar oder inexistent	9	Fälle
Berufliches Netzwerk unerreichbar	4	Fälle
Entlassung nach wenigen Tagen (1–4)	16	Fälle
Familiengespräch abgelehnt	16	Fälle
(davon vom Patienten selbst)	(9)	Fälle
(davon von Familie abgelehnt)	(7)	Fälle
Patient vor- und nachher in ambulanter, nicht familienorientierter (Psycho-)Therapie	18	Fälle
Grund unbekannt (mangelnde Motivation?)	16	Fälle

Was hat sich bewährt?

Innerhalb der Psychiatrie, die sich mit Geisteskrankheiten beschäftigt, wird – zumal in Europa – erst seit kurzem und längst nicht überall Familiendiagnostik, familienorientierte Arbeit und Familientherapie praktiziert – viel Bewährtes kann es noch nicht geben. Hingegen scheint uns das Gebiet der Familienarbeit im Rahmen der Psychiatrie noch durchaus weiterentwicklungsfähig.

Nützlich ist, bei *allen* Patienten auch familienorientiert zu denken, wegen der enormen Bedeutung der *aktuellen* und der vergangenen internalisierten Familienbeziehungen, die Anlaß geben zu allen möglichen mehr oder weniger funktionalen Systemen, in welche Psychopathologie eingebaut wird.

Das Familiengespräch („Familienkonsultation") ist, wie oben erläutert, in der „schweren" Psychiatrie fast immer indiziert; es dient dem Austausch und (was bei Familien nicht selbstverständlich ist!) der Verarbeitung von Information, aber auch von Meinungen und Erwartungen. Informieren heißt z. B. psychotisches Verhalten als solches zu bezeichnen, die Notwendigkeit medikamentöser Behandlung zu erklären und der Prognose nicht auszuweichen, sie aber auch ehrlicherweise offenzulassen, wo dies möglich ist, und zwar nicht ohne Optimismus.

Familiengespräche erlauben manchmal (nicht immer!) das Ausräumen von Mißverständnissen oder sogar das Verhandeln von Konflikten zwischen der Institution und den Angehörigen und wirken dann prophylaktisch gegen das Einspielen antitherapeutischer gegenseitiger Projektionen mit entsprechender Systembildung. Wesentlich ist das Bild, das sich Arzt und Mitarbeiter von der Familie machen; sobald sie diese nicht mehr (nur) dysfunktional sehen, sondern als potentiellen Mitarbeiter mit vielleicht vorhandenen Ressourcen, geht alles besser. Dagegen geht unkritische „positive Konnotation" aller Handlungen und Unterlassungen der Familie im Rahmen einer Spitalbehandlung oder Rehabilitation (zwecks Konfliktvermeidung!) leicht auf Kosten der Autonomie des Patienten und fixiert entwicklungshemmende Gleichgewichte und Pseudo-Mutualität.

Systemisch gesehen sind „Familienkonsultation" und „Systemkonsultation" (mit anderen Berufsstellen und Institutionen) nicht zu trennen, sondern vielmehr im Sinne der Koordination zu kombinieren. Beharrliche Koordination zeitigt mitunter erstaunliche Resultate (Seywert 1984).

Die „eigentliche" Familientherapie hat sich in der „schweren" Psychiatrie nicht gut bewährt, doch das kann noch kommen. Nicht alle zur Zeit propagierten Familientherapiemethoden sind in der Psychiatrie und in ihren Institutionen anwendbar. Der einzelne Therapeut kann sie auch nicht alle kennen oder gar beherrschen. Das „Instrument" soll auch hier, wie in der Psychotherapie i.allg., der Persönlichkeit des Therapeuten entsprechen.

Damit rühren wir aber an ein Dilemma, das kaum irgendwo gelöst zu sein scheint. Gemäß dem erwähnten „Paradigme Evolutionniste" gilt theoretisch, daß die Form der Therapie mit der Familie dem Familienzustand (z. B. Krise oder nicht?), den Ressourcen (Motivation!), dem Lebenszyklus und dem sozialen Kontext der Familie anzupassen ist, nicht umgekehrt. Darüber hinaus soll aber die Intervention der in der Therapie des Individuums angepeilten Zielvorstellung, ferner dem Gesamttherapieprogramm und dem therapeutischen Kontext (Mittel, geleistete Vorarbeit, Ausbildung, Epistemologien) entsprechen; es nimmt nicht wunder, daß die übrigbleibende Zahl möglicher Familientherapien gering ist.

Zwischen den Vertretern der systemischen Familientherapie und denjenigen der psychoedukativen Methoden gibt es noch kaum einen konstruktiven Dialog. Die ersteren verschmähen die Arbeit der „EE-Leute" (die inzwischen schon selber über diese diskutable Variable hinaus sind) und werfen ihnen vor, das Gleichgewicht zwischen der Familie und dem psychotischen Patienten zu konsolidieren und damit dessen Chronifizierung zu besiegeln. Umgekehrt fragen die „Psycho-Edukativen" die Systemtherapeuten lakonisch nach ihren Resultaten bei (chronischen) Schizophrenen. Tatsächlich sind diese (mit Ausnahmen) entmutigend; dadurch, daß die Outcome-Forschung, die mit Hilfe von therapeutischen Katamnesen arbeiten muß, in ethischer Hinsicht fragwürdig und methodologisch kaum zu machen ist, wird die Position der Familientherapeuten nicht besser.

Zunächst wäre zu betonen, was die beiden therapeutischen Ansätze gemeinsam haben: z. B. die Erkenntnis, daß Familienbeziehungen für den Krankheitsverlauf bei Psychosen wesentlich sind (McGlashan 1986); die therapeutische Allianz mit der Familie, die u. a. voraussetzt, daß die Familie auf ihre Motivation zur Mitarbeit angesprochen wird; gemeinsam sind den beiden Ansätzen auch manche Zielvorstellungen – wie z. B. „Übernahme von Verantwortung durch den Patienten und die Familie, und natürlich das der größtmöglichen Autonomie des Individuums" (Hubschmid 1983).

Verschieden sind indessen die Voraussetzungen und Indikationen. So visiert z. B. die kontextuelle Therapie Boszormenyi-Nagys, die sich bei uns bewährt, eine Veränderung der Familienbeziehungen an, die den Weg freimachen soll für mögliche individuelle *Weiterentwicklungen*; der Schwerpunkt liegt auf dem therapeutischen Prozeß: Familientherapie dieser Art, die nach unseren Erfahrungen mit individueller (Stütz-)Therapie zu kombinieren ist oder dieser vorausgeht, hat demnach ein ambitiöses – zugegeben oft zu ambitiöses Ziel.

Psychoedukative Methoden in der Zusammenarbeit mit der Familie sind eher indiziert, wenn der psychotische Patient als „chronisch" bzw. sehr „rückfallgefährdet" beurteilt wird; in diesem Fall geht es darum, „seine sozialen Fähigkeiten so weit zu fördern, daß er dem Alltagsstreß gewachsen ist ohne psychotisch zu werden" (Hubschmid 1983). Das ist bei der Mehrzahl der schizophrenen Patienten realistischer als der Vorsatz, sie „heilen" zu wollen. Immerhin: Heilungen gibt es!

Das Behandlungsziel ist also den Möglichkeiten des Patienten anzupassen; „Management" ist ebensowenig selbstverständlich wie ambitiöse Psychotherapie. Die Behandlungstechnik halten wir bei beiden Ansätzen nicht für ausschlaggebend – auch sie ist der Situation *und* dem Therapeuten anzupassen. Wichtiger ist dessen Persönlichkeit und Ausbildung zum Therapeuten, zu der eigentlich auch Familien-Selbsterfahrung gehört, eine in Europa noch wenig bekannte Ergänzung zur „Lehranalyse".

Zukunft

In bezug auf die Familie wäre in Zukunft, optimistisch gesehen, eine Psychiatrie, deren Verantwortliche kompetent genug wären, die Indikationen für einfache therapeutische Arbeit mit der Familie, für psychoedukative Methoden oder Familientherapie, z. B. systemische oder strukturelle, zu stellen, und zwar auf Grund gekonnter Familien- und Systemkonsultationen. In Wirklichkeit wissen wir natürlich nicht, was die Zukunft der Psychiatrie Neues bringt, sonst wäre es ja nicht neu: – Solange es nicht eintrifft, wird die Psychiatrie das „Bewährte" (alter Wein in alten Schläuchen?) weiterschleppen. Mir scheint die Psychiatrie nicht so sehr an einem Scheideweg zu stehen – würde das doch voraussetzen, daß Experten, z. B. die Verfasser dieses Buches, ihr den richtigen Weg zeigen könnten; mit den zentrifugalen Tendenzen ihrer Komponenten – weg von der ganzheitlichen Psychiatrie – sehe ich sie schon eher auseinanderfallen.

Die Zukunft der therapeutischen Arbeit mit Familien, die kaum erst richtig angefangen hat, ist von der Zukunft der Psychotherapie i. allg. nicht zu trennen. Diese gedeiht nur in einem Klima psychotherapeutischen Denkens und Sorgens und in der Kontinuität. Die Frage, ob die Psychotherapie aus der „schweren" Psychiatrie ausziehen wird, hängt davon ab, ob die Medizin noch lange am erprobten biomedizinischen Denkmodell festhält oder den Sprung zur Infomedizin macht (Foss u. Rothenberg 1988), mehr echte biopsychosoziale Studien durchführt und mehr systemtheoretische Ausbildung anbietet.

Literatur

Anderson CM, Griffin A, Pagonis I, Holder DP, Treiber R (1986) A comparative study of the impact of education versus process groups for families of patients with affect disorder. Fam Proc 25:185–205

Boszormenyi-Nagy I, Krasner BR (1986) Between give and take; a clinical guide to contextual therapy. Brunner/Mazel, New York

Duruz N, Carton de Wiart-Neyrink I, Kaufmann L (1987) Un essai d'évaluation contextuelle d'un patient hospitalisé. Ther Fam 8:197–214

Duruz N, Carton de Wiart-Neyrink I, Kaufmann L (1988) Qu'attendent les familles de l'hospitalisation psychiatrique d'un de leurs membres? Ther Fam 9/2:49–65

Falloon IRH, Boyd JL, McGill CW, Williamson M, Razani J, Moss HB, Gilderman AM, Simpson GM (1985) Family management in the prevention of morbidity of schizophrenia. Clinical outcome of a two year longitudinal study. Arch Gen Psychiatry 42:887–896

Fivaz E (1991) Documenting a time-bound, circular view of hierarchies: A microanalysis of parent-infant dyadic interaction. Fam Proc 30/1:101–120

Fivaz E, Fivaz R, Kaufmann L (1982) Agreement, conflict, symptom, an evolutionary paradigme. In: Duss-von Werdt J, Welter-Enderlin R (eds) Zusammenhänge, Bd III. Institut für Ehe und Familie, Zürich, S 140–178

Fleck S (1959) The intrafamilial environnement of the schizophrenic patient. In: Masserman I (ed) Science and psychoanalysis; individual and family dynamics. Grune & Stratton, New York

Foss L, Rothenberg K (1988) The second medical revolution, from biomedicine to infomedizine. New Science Library Shambhala, Boston, Shaftesbury

Goolishian HA, Anderson H (1988) Menschliche Systeme. Vor welche Probleme sie uns stellen und wie wir mit ihnen arbeiten. In: Reiter L, Brunner EJ, Reiter-Theil S (Hrsg) Von der Familientherapie zur systemischen Perspektive. Springer, Berlin Heidelberg New York Tokyo, S 189–216

Hubschmid T (1983) Strukturelle Familientherapie mit chronisch Behinderten. In: Rothaus W (Hrsg) Systemische Familientherapie im ambulanten und stationären Bereich. Verlag Modernes Lernen, Dortmund

Kaufmann L (1972) Familie, Kommunikation, Psychose. Huber, Bern

Kaufmann L (1975) Familientherapie. In: Kisker KP, Meyer JE, Müller C, Strömgren E (Hrsg) Psychiatrie der Gegenwart, Bd 3. Springer, Berlin Heidelberg New York, S 669–710

Kaufmann L (1991) L'approche systémique avec des patients hospitalisés. Neuro-Psy 6

Kenneth G, Terkelsen MD (1983) Schizophrenia and the family: II. Adverse effects of family therapy. Fam Proc 22:191–200

McGlashan T (1986) Predictors of shorter-medium and long term outcome in schizophrenia. Am J Psychiatry 143:50–55

Minuchin S (1974) Families and family therapy. Harvard, Cambridge

Seywert F (1984) Les thérapies de famille avec les patients hospitalisés. Rev Med Suisse 104:125–130

Wing JK (1987) Rehabilitation, Soziotherapie und Prävention. In: Kisker KP, Lauter H, Meyer JE, Müller C, Strömgren E (Hrsg) Psychiatrie der Gegenwart, Bd 4: Schizophrenien. Springer, Berlin Heidelberg New York Tokyo, S 327–355

Wynne L, McDaniel S, Weber T (1987) Professional politics and the concept of family therapy, family consultation and systems consultation. Fam Proc 26:153–166

PSYCHIATRIE UND PSYCHOSOMATIK – ENDOGENE PSYCHOSEN UND PSYCHOSOMATOSEN FRÜHER UND HEUTE

W. Bräutigam

Die Ausgangslage am Anfang dieses Jahrhunderts

Der Psychiater ist von seiner Aufgabe her Psychosomatiker. Zumindest gilt das, seitdem geistig-seelische Irrungen nicht allein religiösen oder philosophischen Deutungen und pädagogischen oder moralischen Regimen unterworfen wurden, sondern ärztlicher Behandlung und wissenschaftlicher Betrachtung. Indem Psychiatrie sich als Teil der Medizin versteht, gilt ärztliches und wissenschaftliches Interesse ebenso dem Körper des Kranken wie seinen seelischen Äußerungen. Und der Zusammenhang dieser Befunde ist damit eine unausweichliche Fragestellung für den Psychiater. Desto bemerkenswerter ist, daß der Begriff Psychosomatik und eine solche Betrachtungsweise im Bereich psychiatrischen Denkens und Sprechens nicht selbstverständlich sind. Es waren keine Psychiater, sondern Neurologen, Internisten und vor allem Psychoanalytiker, die in Europa und in den USA seit Anfang dieses Jahrhunderts psychosomatische Fragen aufbrachten. Aber auch in den psychosomatischen Lehr- und Handbüchern findet man unter den dort behandelten speziellen Themen bis heute keine psychiatrischen Krankheiten.[1]

Der Grund dafür liegt in unterschiedlichen historischen Ausgangslagen und gegensätzlichen ätiologisch-pathogenetischen Konzepten, die die Sichtweise von Psychiatrie und von Psychosomatik trennten. Am Beginn dieses Jahrhunderts hatte die Psychiatrie eine lange psychopathologische und nosologisch stabilisierte Tradition. Das aktuelle Forschungsinteresse war entschieden auf die Entdeckung pathologisch-anatomischer Krankheitsursachen ausgerichtet. Unter dem Eindruck der Entdeckungen bei symptomatischen Psychosen schien auch die somatogene Aufklärung der Dementia praecox und der Melancholie nur eine Frage der Zeit.

Die die Psychosomatik anstoßenden Internisten, Neurologen und Psychoanalytiker waren um diese Zeit mit der Entdeckung konflikthafter Komplexe oder biographischer Krisen als Krankheitsursachen beschäftigt. Sigmund Freud interpretierte 1911 selbst einen Fall von Dementia paranoides psychoanalytisch und fand die Ursache in verdrängten, passiv-homosexuellen

[1] Bemerkenswerte Ausnahme ist das jetzt in der 4. Auflage des Lehr- und Handbuchs „Psychosomatische Medizin“ von Thure von Uexküll 1990 aufgenommene Kapitel von Herbert Weiner: „Anwendungen psychosomatischer Konzepte in der Psychiatrie“.

Wunschphantasien. Sadger interpretierte Asthma bronchiale 1911 als Sexualneurose. Psychosen wurden schließlich ausdrücklich als Neurosenvarianten bezeichnet und die ursächlichen Einflüsse dann immer mehr in exogenen traumatischen Schädigungen beschrieben, etwa einer schizophrenogenen Mutter.

Die Psychiatrie war so damals mit dem Körper beschäftigt, hatte eine deskriptive und nosologisch ordnende Psychopathologie. Die Psychoanalyse hatte eine an ihrer Entwicklungspsychologie und an der Libido orientierte Lehre von unbewußten Konflikten als Krankheitsursachen entwickelt, die sie ohne weiteres auf Psychosen übertrug. Es war eine Psychologie ohne Körper (von Uexküll 1990).

Das Dilemma solcher gegensätzlicher Auffassungen mußte im Niemandsland der endogenen Psychosen besonders deutlich werden, für die trotz Somatosepostulat keine organische Grundlage und auch keine überzeugenden seelischen Ursachen zu finden waren. Der Begriff des Endogenen verweist auf „das Problemfeld von Ätiologie und Pathogenese", läßt aber dabei offen, ob dieses „endon" im erblich tradierten biologischen Bereich oder in der Konsequenz einer innerseelischen Entwicklungsreihe zu finden ist. Trotzdem behauptet sich dieser Begriff seit 100 Jahren.

Offenbar entspricht ihm etwas psychopathologisch Eingrenzbares und läßt in seiner Unschärfe bezüglich der Ursachenfrage verschiedene Auslegungen offen. Antinomien wie *Entwicklung* (der Persönlichkeit) oder (somatischer) *Prozeß*, *funktionell* oder *organisch*, spitzen die leib-seelische Fragestellung weiter zu. Ansätze über die eigene einseitige Betrachtungsweise hinauszukommen, gab es nun sowohl von psychiatrischer wie von psychosomatischer Seite.

Ein psychosomatisch spekulierender Psychiater

In einem Vortrag „Das Leib-Seele-Problem und die Psychose" wird von einem deutschen Psychiater 1951 das Problem der Wechselwirkung ausdrücklich thematisiert. Der empirische Dualismus, in dem man sich in der natürlichen Weltsicht und in der klinischen Psychiatrie vorfinde, sei, wie er betont, in der Anwendung nicht unanfechtbar. Philosophische Auffassungen, die Leib und Seele gegenüberstellen, und auch monistische Auffassungen, erweisen sich ihm als nicht nützlich. Dagegen wird die thomistische Auffassung des Hylemorphismus als für die Psychiatrie bedeutsam angesehen. Hier werde bei allen Dingen zwischen Materie und Form unterschieden, dem beim Menschen die Unterscheidung vom Körper und der Seele als belebendes und formgebendes Prinzip entspreche. Diese beiden Prinzipien seien aber in inniger Verbindung zu denken. So könne in der Krankheit, etwa im sekundären Irresein, ein krankhafter Zustand der Materie auf die Form, die Seele zurückwirken. – Auf spekulativem Wege könnte man aber auch annehmen, daß sich „die Seele, die Form, auch von sich aus verirre". Das wäre ein primäres Irresein, wie in den endogenen Psychosen, die dann nicht Krankheitsfolgen wären, es wären eben Verirrungen der Form, „die aus sich selbst entstehen". Die Rückwirkung einer Verirrung der Form auf die Materie wird „als leicht auszudenken bei dieser innigen Zuordnung von Materie und Form" bezeichnet und ausgeführt, daß damit sowohl Verirrungen der Form eine Zerreißung der Sinngesetzlichkeit bedingen können, wie auch Krankheiten der Materie zu einer derartigen Zerreißung führen. Es werden Hinweise auf Persönlichkeitsfaktoren gegeben, daß etwa Variationen im Seelischen für die Entwicklung des Krankheitsgeschehens ebenso wichtig seien wie ein „Entgegenkommen der Organe", eben Abnormitäten der Materie. Und wiederum wäre leicht auszudenken, die Verirrungen der Form von der Materie her therapeutisch anzugehen.

Das Leib-Seele-Problem wird hier im ganzen in einem gemilderten Hylemorphismus beschrieben, wobei das Materielle und das Formprinzip ihr Eigensein bewahren. Anschaulich sei das zu machen, wie in zwei Kreisen, die sich nur teilweise decken und somit eine gewisse Eigengesetzlichkeit bewahren.

Der hier Vortragende war Kurt Schneider (1951) in einem Hausseminar der Psychiatrischen Universitätsklinik Heidelberg. Bei Krankenvisiten war er immer bereit, situagen ausgelöste paranoid-halluzinatorische Psychosen zu akzeptieren, so z. B. die als psychogene Störungen in sprachfremde Umgebung bezeichneten Krankheitsformen. In seinen Lehrbüchern, ex cathedra, hielt er sich demgegenüber sehr zurück. Er hat die in einem Tonband festgehaltene und stenographisch aufgezeichneten „Spekulationen" mit dem Vermerk, daß sie „zum Druck weder bestimmt noch geeignet" seien, aber in der Bibliothek der Klinik bewahren lassen. Zu dem Vortrag waren weder der benachbarte Psychosomatiker Viktor von Weizsäcker noch die Psychosomatische Klinik von Alexander Mitscherlich geladen. Dabei hätten sie die Diskussion sicher durch eigene Probleme, die sie mit ihren psychosomatischen Fällen hatten, bereichern können.

Körperliche und seelische Risikofaktoren und Vulnerabilität

In den 50er Jahren wurde das psychogenetische ätiologische Konzept von der Psychosomatik langsam aufgegeben. Das neue somato-psycho-somatische Modell, das seit dieser Zeit diskutiert wird, ist eigentlich ein bio-psycho-soziales Konzept, das im Krankheitsprozeß körperliche und seelische Risikofaktoren der Ausgangspersönlichkeit mit lebensgeschichtlichen und gesellschaftlichen Situationen verbindet. Das soll hier an einem klassischen Beispiel deutlich gemacht werden: am peptischen Magengeschwür.

In einer vor mehr als 30 Jahren unternommenen prospektiven Untersuchung fanden Weiner et al. (1957) bei 2073 Rekruten der amerikanischen Armee unter 300 Männern eine abweichende Pepsinogenkonzentration im Blut, bei 63 von ihnen eine ausgesprochene Hypersekretion, 57 waren deutliche Hyposekretoren. Diese 120 Personen wurden dann mit einem Interview und Tests psychologisch im Hinblick auf spezifische Persönlichkeitsmerkmale, wie sie Alexander (1951) bei Ulkuskranken beschrieben hatte, untersucht. Dabei zeigte sich, daß in 85% der Fälle blind allein aus dem Test, ohne Kenntnis der körperlichen Daten, eine Zuordnung zu den Untergruppen Hyper- oder Hyposekretoren möglich war. Allein aufgrund der psychologischen Daten wurden 10 Rekruten als besonders gefährdete Risikogruppe herausgestellt. Nach 4, 8 und 12 Wochen wurden bei den 120 sekretorisch Auffälligen, den Hypo- und Hypersekretoren Magen-Darm-Röntgenuntersuchungen durchgeführt. 7 der 10 Rekruten der psychologischen Risikogruppen hatten akute Ulzera oder Narben nach einem abgeheilten frischen Ulkus, 2 weitere gehörten auch zu der Gruppe der Hypersekretoren, von denen 2 auch psychologisch vorher schon richtig eingestuft worden waren, nur einer war Hyposekretor. Es ist anzunehmen, daß die Hypersekretion, die sich schon im Nabelschnurblut, also vor allen Umwelteinwirkungen bei Neugeborenen nachweisen läßt, einen anlagemäßigen Schwerpunkt hat. Es ist ein körperlicher Risikofaktor, der im Sinne der funtionellen Pathologie als Vorstufe der Organerkrankung aufgefaßt werden kann. – In welchem Verhältnis steht aber dazu der psychische Risikofaktor? Ist es eine Einstellung, die aus frühen oralen Frustrationen (bei Magensafthypersekretion?) resultiert? Oder ist es eine erblich nahegelegte Persönlichkeitsvariante, die zufällig auf den Risikofaktor Magensaft hinzutritt? Zwillingsuntersuchungen weisen ja darauf hin, daß bestimmte depressive, zwanghafte und ähnliche Persönlichkeitszüge erbgenetische Determinanten haben und finden bei der Alexithymie, einer allgemeinen Disposition zu psychosomatischen Verarbeitungen unter Belastungen, ebenfalls einen erblichen Schwerpunkt (Heiberg u. Heiberg 1977).

Seit diesen nun 3 Jahrzehnte zurückliegenden Untersuchungen mußten mehrere Vorstellungen aufgegeben werden. Der körperliche Risikofaktor Hypersekretion besteht nur bei etwa 50% der Ulkuskranken und kann nicht im Sinne einer unilinearen Kausalität gedeutet werden. Die Frage der Resistenzminderung der Magenschleimhaut, ihre Durchblutung, zerebrale, nervale und infektiöse Faktoren werden heute diskutiert. Kenner sprechen von 29 verschiedenen Krankheitsformen (Weiner 1991). Auch der spezifische seelische Risikofaktor läßt sich nicht sichern, er gilt z. B. überhaupt nicht bei weiblichen Patienten. Prospektive Untersuchungen vergleichbarer Art liegen nicht vor. Akute Ulkuskranke bieten in den jetzt üblichen Testbatterien im Vergleich mit Kontrollgruppen von Gesunden und Gallensteinkranken mehr Züge der Hypochondrie und Abhängigkeit, waren Ich-schwächer und zeigten Züge depressiver Abhängigkeit. Ein einheitlicher Typ Ulkuspersönlichkeit war aber nicht zu finden (Walker et al. 1988). Was soziale Einflüsse betrifft, so wurden von Ulkuspatienten häufiger negative „life-events" angegeben, obwohl sich bei ihnen solche belastenden Veränderungen zahlenmäßig *nicht* häufiger fanden als bei den Kontrollgruppen. Das weist nach Auffassung der Untersucher „auf die besondere und subjektive Interpretation ihrer Umwelt" hin (Feldman et al. 1986). Offenbar handelt es sich bei dem peptischen Geschwür wie bei anderen sog. psychosomatischen Krankheiten nicht um einheitliche Krankheitsbilder. Die körperlichen, seelischen und sozialen Faktoren miteinander kombinierend, werden heute in komplizierten statistischen Verfahren taxonomisch verschiedene Krankheitsgruppen herausgearbeitet (Meyer 1984). Die neuen Copinguntersuchungen zeigen, wie sehr Formen seelischer Bewältigung durch Faktoren wie akut oder chronisch, Alter, Geschlecht, soziales Netz etc. geprägt werden. Erst in chronischen Verläufen z. B. bei Morbus Crohn-Kranken gibt es eine breitere Varianz, in der die Ausgangspersönlichkeit wieder deutlicher hervortritt (Normann u. Kordy 1991).

Spezifisch vulnerable Persönlichkeitszüge, die bei Schizophrenen im seelischen Bereich und im Vorfeld gefunden werden, weisen auf eine Störung der Strukturbildung und eine Instabilität kognitiver Schemata hin; im körperlichen Bereich wird ein funktionelles Integrationsdefizit des ZNS angenommen (Mundt 1991). Bei Affektpsychosen wird eine dynamische Restriktion der intentionalen und propulsiven Lebensbereiche mit einer besonderen Sensibilität für Situationen der Trennung und Isolierung beschrieben (Janzarik 1988); im biologischen Bereich ist u. a. eine besondere Abhängigkeit von zirkadianen Rhythmen auffällig.

Aber bilden diese körperlichen und die psychosozialen „Faktoren" überhaupt vergleichbare Einflußgrößen, die sich ohne weiteres kombinieren und addieren lassen? Sinnvoll zu ordnen sind sie nur im zeitlichen Ablauf des menschlichen Lebensganges, der geprägt ist durch die selektiv-wahrnehmende und die Umwelt in jeweils eigener Weise verarbeitende Persönlichkeit des betroffenen Kranken. Das bietet dann nicht nur eine wissenschaftlich-diagnostische, sondern auch eine therapeutische Herausforderung. Psychosomatiker und Psychiater treten hier zusammen vor die gleiche Aufgabe.

Eine psychiatrisch-psychosomatische Krankengeschichte soll Kontinuität und Diskontinuität in der Persönlichkeitsentwicklung und im Krankheitsprozeß deutlich machen.

Eine psychiatrisch-internistische, psychosomatische Krankengeschichte

Am 27. 1. 1963 wird der 23jährige Student der Altphilologie, Franz D., von der Medizinischen Universitätsklinik nach einem Suizidversuch mit Tabletten und Schnittverletzungen am Handgelenk in die Psychiatrische Universitätsklinik verlegt. Er bietet ein paranoid-halluzinatorisches Zustandsbild, ist ängstlich, mißtrauisch, gehemmt, fragt, warum alle Menschen weinen, wenn sie ihn anblicken, hört Stimmen, daß er homosexuell sei. Anamnestisch ist seit November 1962 bei ihm eine Veränderung aufgetreten. Er hatte Ängste, sein Studium nicht mehr zu packen, könne nicht mehr denken und schwätzen. – Nach einer Woche wird eine Elektroschockbehandlung eingeleitet, dann eine intensive medikamentöse Therapie. Nach 5 Monaten wird er unter der Diagnose Schizophrenie entlassen.

Am 18. 11. 1963, 6 Monate später, kommt er auf Drängen der Mutter wieder. Sie berichtet, er sei seit 8 Wochen auffallend optimistisch, hochgestimmt, fühle sich von Professoren und Studenten auf einer Woge von Sympathie getragen, er selbst spricht von einer Glücksexplosion. Er bietet ein motorisch unruhiges Bild mit schwungvollen Handbewegungen, die Stimmungslage ist heiter und dabei flach, im nächsten Augenblick forciert ernst. Unter der Diagnose manische Phase einer atypischen Zyklothymie wird er nach 2 1/2 Monaten medikamentöser Behandlung gebessert entlassen.

Im November 1964, weitere 9 Monate später, kommt er in die Medizinische Poliklinik wegen einer akuten Colitis ulcerosa und wird 3 Monate stationär behandelt. Da er psychisch unauffällig ist, findet eine psychiatrische Konsultation nicht statt, die ambulante Weiterbehandlung ist rein internistisch.

Am 3. September 1965, wieder 9 Monate später, vor einer Examensklausur, muß er erneut für 2 Monate psychiatrisch unter der Diagnose endogene Depression stationär behandelt werden. Bei der Untersuchung bietet er ein stuporöses Bild, antwortet nicht, steht unbeweglich steif im Zimmer. Die Mutter berichtet, er habe wieder Stimmen gehört, die Bilder im Fernsehen auf sich bezogen. Bei Behandlung mit 5 Elektroschocks und Psychopharmaka zeigt sich bald eine wesentliche psychische Besserung. Vom Darm her bestanden zunächst keine Beschwerden, in der 3. Woche traten aber langsam ansteigende Temperaturen auf. Die BSG stieg von 18/32 am 15. 8. auf 58/91 am 26. 10. Bei gesteigerten Temperaturen jetzt 4mal täglich Durchfälle mit wäßrigen Stühlen. Internistisch wird ein akuter Schub einer Colitis ulcerosa angenommen und medikamentös behandelt. Nach 9 Wochen wird er unter der Diagnose einer abgelaufenen endogenen Depression bei weiterer ambulanter internistischen Behandlung entlassen. Es wird jetzt aber eine tiefenpsychologische Psychotherapie, die stationär begonnen worden war, ambulant weitergeführt.

Die Persönlichkeitsentwicklung des Patienten zeigt deutlich, wo er überfordert und verwundbar ist. Als ältester von zwei Söhnen eines Ministerialbeamten und einer Bauerntochter wuchs er die ersten 6 Jahre in einem mährischen Dorf auf. Er kam bei Kriegsende mit seiner Mutter in ein Dorf im Odenwald. Der Vater, der sehr begabt gewesen sein soll, kam als Offizier in russische Kriegsgefangenschaft und starb dort. In der väterlichen und in der mütterlichen Familie gibt es depressive Krankheitsfälle. Franz war nach dem Bericht der Mutter immer ernst und still, er sei frühreif gewesen, habe immer der Mutter helfen wollen, habe sich rücksichtsvoll und sehr anhänglich gezeigt, dabei aber etwas schwach. Als die Mutter selbst wegen einer Tuberkulose ein Jahr in ein Sanatorium kam, trat bei ihm wieder Bettnässen vom 7. bis zum 12. Lebensjahr auf. Der 3 Jahre jüngere Bruder sei ganz anders gewesen, das Gegenteil von ihm, intellektuell einfacher, von Beruf Buchdrucker, aber lebhaft, unternehmungslustig, leichtlebiger, ein „Lebemann". Franz besuchte das kleinstädtische Gymnasium, ein fleißiger Schüler, der gut lernte. Das geordnete Schulsystem, die Autorität der Lehrer gefielen ihm, er war immer der Beste der Klasse und beim Abitur. Alles was er erlebte, erzählte er der Mutter, hatte einige, aber keine engen Freunde. Mit einem machte er einmal eine Radtour ins Ausland. In der Pfarrjugend schloß er sich an ein 2 Jahre jüngeres Mädchen an, die er seit der Grundschule schon kannte. Sie war einfach, von fröhlicher Art und stand ihm dann in den folgenden Jahren des Studiums und der Krankheit helfend bei. Mit der Selbstbefriedigung kämpfte er schwer, das Sexuelle sparten sie sich auf. – Als er mit 19 Jahren das Lateinstudium begann, zweifelte er, wie er das alles lernen könne, ob es nicht zuviel sei. Die Freiheit der Universität war schwierig für ihn. In schriftlichen Prüfungen war er immer besser als in mündlichen, bestand deshalb das Philosophikum nur „ausreichend". Im Sommer war er fröhlicher, arbeitete gern als Werkstudent und spielte mit seiner Geige im Studentenorchester. Zu Krisen kam es dann bei einem ersten Volksschulpraktikum, später im Gymnasium, wenn er vor einer Klasse stehen und Unterricht geben sollte. Er konnte schwer auf die Kinder eingehen, brachte manchmal minutenlang kein Wort heraus. Besonders in den Wintermonaten neigte er dann zu Depressionen, konnte kaum studieren. Dem ersten psychotischen Einbruch im Herbst 1962 ging voraus, daß er in einem Seminar ein Protokoll vortragen sollte, was nach seiner eigenen Einschätzung mißlang. Der schriftliche Text war nach dem Urteil des Professors, wie sich später herausstellte, stilistisch über dem Durchschnitt.

In der 1966 begonnenen, niederfrequenten, im Sitzen durchgeführten psychotherapeutischen Behandlung, stellte er sich im Verhältnis zu seiner Intelligenz wenig redegewandt dar, wirkte in seiner ganzen körperlichen Erscheinung steif und unbeholfen, gefühlsmäßig wenig bewegt und modulationsfähig. Zum Therapeuten verhielt er sich etwas schülerhaft, vertrauensvoll aufblickend, bemüht alles recht zu machen. Gesprächsthemen sind vor allem die berufliche Situation, aber auch die Beziehung zur Mutter, der er sich sehr verpflichtet fühlt. Sie hat ihn offensichtlich als Ersatz für den früh verstorbenen Mann genommen, nie einen anderen Lebenspartner akzeptiert. Es gelang ihm trotz großer Hemmungen und Ängste 1966 das Universitätsexamen mit recht guten Leistungen abzulegen, und er heiratete die Jugendfreundin. Als er sich aber im Laufe der nächsten beiden Jahre für das Lehramtsexamen vorbereitete, mußte er wieder Schulpraktika machen und hatte dort große Schwierigkeiten. Er konnte sich vor der Klasse einfach nicht konzentrieren, stand manchmal 2 Minuten stumm vor den Schülern, seine Gedanken setzten aus. Manche Worte schrieb er falsch an die Tafel, versprach sich, so daß ihn die Schüler korrigieren mußten. Obwohl er nur die Hälfte der normalen Stundenzahl hatte, kam er auch damit kaum durch. Bei den Schülern der Kleinstadtschule, die eigentlich sehr brav waren, vermochte er sich in Fragen der Disziplin nicht durchzusetzen, war nach Meinung des einführenden Lehrers, der ihm nach Kräften zu helfen versuchte, einfach nicht standfest genug. Im Mai 1967 wurde er morgens bei der Ankunft in der Schule mit der Aufgabe betraut, zusätzliche Lateinstunden in einer fremden Klasse für einen erkrankten Kollegen zu übernehmen. Dem fühlte er sich absolut nicht gewachsen, konnte nur mit großer Mühe eine Stunde absolvieren, ging dann sofort nach Hause, schluckte alle Tabletten, die er fand und versuchte sich mit einem Beil zu kastrieren. Er meinte, daß man dann sicher verblute. Seine Frau kam, irgendwie beunruhigt, früher von ihrer Arbeit nach Hause und traf ihn dabei an. Wie sie berichtet, war er eigentlich nicht depressiv, hatte nur panische Angst vor der Schule. Er blieb 14 Tage in der Medizinischen Klinik, mußte nicht in die Psychiatrie zurück. In dem Patienten reifte im Laufe der nächsten Gespräche der Entschluß, die Schule aufzugeben, das zweite Examen für den Schuldienst nicht anzutreten. – Danach arbeitete er eine Zeitlang in einer Fabrik, fand dann aber eine Stellung als wissenschaftlicher Angestellter in einer Stiftung, wo er mittelalterliche Handschriften übersetzen, inhaltlich auswerten und verwalten muß. Nach 1970 kam er nur noch in immer größeren Abständen zum Therapeuten, meldete sich von Zeit zu Zeit schriftlich oder telefonisch, nur noch bei besonderen Anlässen zu persönlichen Gesprächen.

Zu einem katamnestischen Gespräch 1991 eingeladen, 28 Jahre nach der Ersterkrankung, berichtet er, daß er diese Stellung in der Stiftung jetzt seit 23 Jahren innehabe. Er verwalte eine Sammlung von 10000 Dokumenten und Briefen, übersetze, vergleiche, ordne. Die regelmäßige Arbeit tue ihm gut. Mit dem Projektleiter komme er gut aus. Er wohnt noch in dem Dorf im Odenwald, muß täglich früh aufstehen, eine Stunde mit der Bahn fahren. Müßte er wieder in die Schule gehen, würde er sicher wieder in die gleiche Krise stürzen und krank werden. Das Auftreten vor anderen Menschen gehe einfach nicht. Bei seinem jetzt 22jährigen Sohn sei das ganz ähnlich, der habe in der mündlichen Prüfung im Biologiestudium einfach nicht reden können, sei zum zweitenmal beim Examen durchgefallen. Er gehe jetzt von der Universität ab in eine Fachhochschule. Der Sohn habe wohl, wie er selbst, im Reden vor anderen einfach zu viel Respekt. – Was er von der Behandlung erinnere? Daß seine Sicht von der Mutter einseitig gewesen sei, daß es nicht so sein müsse, wie er sie gesehen habe. Die Mutter habe ihn als Mann genommen, ihm alles erklärt, dabei alles zu schön gemacht und ihn für sich benutzt. So habe er sich von ihr auch abhängig gemacht. Jetzt habe er ein anderes Bild von ihr, sei kritisch. Es habe große Auseinandersetzungen wegen Erbstreitigkeiten gegeben, und er habe seine Frau jetzt gegen ihre Angriffe verteidigt.

Die depressive Krankheit sei nicht wiedergekommen, wenn er auch im Winter immer etwas gedrückter sei als im Sommer. Die Darmerkrankung werde seit vielen Jahren medikamentös behandelt, und er hatte manche Rückfälle. 1983 mußte eine Fistel operiert werden, 40 cm Darm wurden reseziert. Histologisch wurde damals ein Morbus Crohn festgestellt. 1984 hatte er noch einmal Geschwüre, sei aber, seitdem er zuckerfrei lebe, in den letzten Jahren bei kleinen Dosen von Azulfidinen und Kortikoiden beschwerdefrei. Seine Blutsenkung ist normal. Beschwerden machen ihm eine ankylopoetische Spondylose, die auch als Morbus Bechterew angesehen wurde. Er steht und sitzt mit versteifter, nach vorn gebeugter Wirbelsäule. Diese Begleiterkrankung des Morbus Crohn besteht seit 20 Jahren, er macht deswegen alle 2 Jahre eine Badekur, dabei sei in den letzten 6 Jahren ein entzündlicher Befund am Darm nicht mehr festgestellt worden.

Die Ausgangspersönlichkeit unseres Patienten Franz D., seine Begabungen und seine Schwächen bestimmen den Lebensgang bis in die psychotischen und psychosomatischen Krisen. Die modernen psychoanalytischen Entwicklungs- und Konflikttheorien und die Vulnerabilitätskonzepte der psychiatrischen Persönlichkeitsforschung legen es nahe, sich im Hinblick auf Wege und Ziele der Psychotherapie wie in der sozialen Therapie an diesen Grenzen zu orientieren und dabei die Selbstheilungskräfte zu nutzen.

Der Patient hatte eine große Neigung sich zu binden und sich von anderen binden zu lassen, stellte sich in unerschütterlicher Loyalität zunächst ganz unter den Einfluß der Mutter, die, enttäuscht von ihrem Leben und ihrem frühen Witwendasein, dies für sich nutzte. Bei guter intellektueller Begabung und ausgezeichneten Gedächtnisfähigkeiten hat er sich früh an Ordnung und Leistung orientiert, sich stets gerne Autoritäten unterstellt. So hat er an der Schule und an den ihm liegenden traditionellen Gymnasialfächern, vor allem der lateinischen Sprache, seine Berufswahl früh festgelegt. Auch die Bindung an ein Mädchen, die er aus der Vorschulzeit kannte, wurde zur einzigen festen Partnerschaft seines Lebens. Der sexuelle Lebensbereich wird hier nicht zu Schritten ins Fremde oder zu Ausbruchsversuchen aus der Ursprungsfamilie und der konservativen Lebensordnung genutzt, sondern ihnen unterstellt. Es fehlt die expansive und explorative, auf andere Menschen und neue fremde Lebensbereiche gerichtete Dynamik. Er ist nicht durchsetzungsfähig, kann sich vor anderen, fremden Menschen im weiteren Lebensgang nicht behaupten. Das führt dann im Studium und bei der Lehrerausbildung zu Anforderungen, die seine Standfestigkeit überfordern. Vor der Klasse stehend ist er unfähig, sein gutes Gedächtnis zu aktualisieren. Die von der anthropologischen Psychiatrie beschriebene dynamische Restriktion und die Schrumpfung der intentionalen Kräfte durchzieht seinen Lebensgang und ist weit zurückzuverfolgen. Ganz hilflos wird er bei neu an ihn herangetragenen Aufgaben, auf die er nicht vorbereitet ist, wie bei den Aushilfestunden für den erkrankten Lehrer.

Situationen, Persönlichkeiten, Krankheitsprozesse

Eine Besonderheit der Krankengeschichte von Franz D. liegt darin, daß hier endoforme Psychosen schizophrenen, manischen und schließlich depressiven Gepräges im Wechsel mit einer internistischen psychosomatischen Krankheit auftraten. Gemeinsam haben die endoformen Psychosen mit dieser Darmerkrankung und mit einer ganzen Reihe ähnlicher psychosomatischer Erkrankungen, daß sie in ihren somatischen Ursachen bzw. Bedingungen nicht geklärt sind. Beide Erkrankungsformen sind mit dem Schlüsselwort endogen zu verbinden (Schneider 1951). Sicher ist bei beiden in der Entstehung ein erbgenetischer Schwerpunkt gegeben, der bei psychosomatisch Erkrankten in verschiedenen Organsystemen lokalisiert wird (Bräutigam 1990), bei den Psychosen in der somatischen Repräsentanz kognitiver und affektiver Systeme. Bei den psychosomatischen Krankheiten ist ein spezifischer seelischer Risikofaktor immer unwahrscheinlicher geworden. Der allgemeine psychosomatische Risikofaktor Alexithymie (Sifneos 1973) wird einerseits mit Anlagefaktoren (Heiberg u. Heiberg 1977), andererseits mit lebensgeschichtlichen und gesellschaftlichen Einflüssen in Verbindung gebracht (von Rad 1982). Die situagen auslösenden Faktoren sind unspezifisch und bekommen ihre Wertigkeit von der Persönlichkeit des Betroffenen (von Baeyer 1966).

Daß psychotische Episoden mit internistischen oder auch dermatologischen, neurologischen etc. Organerkrankungen vereinzelt alternieren und auftreten, ist unter dem Begriff des „syndrom-shift" beschrieben. Spiegelberg (1965) fand bei 7 von 28 Patienten endogendepressive Phasen, davon mindestens drei alternierend auftretend. Amerikanische Psychosomatiker diagnostizierten ein Drittel ihrer Patienten mit ulzerativer Kolitis als schizophren (Daniels et al. 1962); eine Feststellung, die bei dem weiten Begriff von Schizophrenie in der damaligen amerikanischen Psychiatrie nicht zu überschätzen ist. Das bei Kolitis ulcerosa bzw. Morbus Crohn häufig beschriebene prämorbide Persönlichkeitsbild hat manche Ähnlichkeiten mit dem restriktiven, gebundenen, dem melancholischen Typus entsprechenden Persönlichkeitsbild. Internisten betonen demgegenüber, daß die Mehrzahl ihrer Patienten prämorbid unauffällig sind (Feiereis 1990). Aus dem gelegentlich alternierend auftretenden „syndrom-shift" läßt sich eine allgemeine Gesetzmäßigkeit nicht ableiten. Solche Vorstellungen tendieren auch dahin, Seele und Körper als zwei sich gegensätzlich und getrennt einander gegenüberstehende Wesenheiten bzw. Funktionssysteme zu isolieren. Auffällig bleibt jedenfalls, daß überwiegend zyklothyme endogene Psychosen und Krankheiten dabei auftreten wie Kolitis ulcerosa, Morbus Crohn, peptisches Geschwür, Bronchialasthma, Urtikaria etc. (Spiegelberg 1955), die zu den klassischen psychosomatischen Krankheiten gezählt werden.

In einer belastenden Situation „somatisierend", d. h. mit einer prozeßhaft verlaufenden Organerkrankung oder seelisch, d. h. hier psychotisch auf Belastungssituationen zu reagieren, bietet zunächst einmal sehr unterschiedliche Reaktionsmuster. In solchen Situationen ist es allgemein entlastend, wenn man in der Vorstellung verschiedene Aspekte gedanklich oder auch sprachlich durchspielen kann. Die Phantasiefähigkeit und emotionale Beweglichkeit gesunder und neurotischer Patienten im Interview wird im Alexithymiekonzept der sprachlosen emotionalen Betroffenheit und dem Phantasiemangelsyndrom des psychosomatischen Patienten gegenübergestellt, der sich weder verbal noch emotional auszudrücken vermag. Die Psychosen stellen sicher besondere, in sich überindividuell-typische Abwandlungen des kognitiven und affektiven Weltbezugs dar. Zum Wechsel von einer somatischen Erkrankung in die Psychose soll hier nur noch daran erinnert werden, daß bei Epilepsien unter „forcierter" Normalisierung etwas Vergleichbares zu beobachten ist. Werden Epileptiker mit einer Serie von Krampfanfällen und entsprechendem EEG-Muster intensiv antiepileptisch behandelt, so können sie unter Normalisierung des EEGs anfallsfrei werden. Es tritt aber dann nicht selten ein paranoidhalluzinatorisches Zustandsbild auf, das nicht als symptomatische Psychose aufzufassen ist, sondern als „Feldwechsel zur endogenen Psychose" angesprochen wurde (Tellenbach 1965). Dabei ist sicher davon auszugehen, daß jede normale und auch jede neurotische seelische Reaktionsweise an körperliche, letztlich chemische oder elektrophysiologische etc. Aktivitäten im Organismus und im Gehirn gebunden ist. Die Besonderheiten von endogenen Psychosen und Psychosomatosen lassen sich aber gerade von diesen normalen Vorgängen gut abgrenzen. Gemeinsam ist ihnen, daß die Psychotizität und der Organprozeß gegenüber dem biologischen Lebensgang eine neue, entfremdete Form und eine eigene Autonomie im Ablauf haben. Diese Verselbständigung weist auf eine offenbar nur als körperliches Geschehen vorstellbare Ordnung. Kurt Schneider hat einerseits mit seiner Schule immer an einem Somatosepostulat festgehalten, zugleich, wie oben gezeigt, eine innige Beziehung von Persönlichkeitsvarianten und ihrer Entwicklung zur Materie angenommen. In Abgrenzung von organischen Psychosen wird heute bei endogenen Psychosen von „indirekt vermittelten organischen Bedingungen" gesprochen (Mundt 1991). Das sind Hinweise für einen Sprung in Gesetzmäßigkeiten, die nicht fremd und einfach sinnlos destruktiv ablaufen, sondern im Absprung vom bisherigen Lauf doch noch als organismische Reaktionsweisen vorstellbar sind.

Wenn hier Verbindungen zwischen körperlichen funktionellen Varianten und Organerkrankungen, dann zwischen prämorbiden Persönlichkeiten und Psychosen und Psychosomatosen hergestellt wurden, so ist auch vor der „Illusion der Kontinuität" zu warnen. Eine solche Kontinuität und Verbindung zwischen seelischen und körperlichen Veränderungen ist begrifflich und in Bildern leichter darzustellen, als in einem kausalen oder logischen Verhältnis. Ist der als phänomenologisch-fließend beschriebene Übergang zum „aliter" nicht in Wirklichkeit ein Absturz auf eine andere Ebene von Gesetzmäßigkeiten? Im Sinne von Weizsäckers stellt eine Krise den Untergang einer alten Ordnung und den Beginn einer neuen Ursprünglichkeit dar, die im Schöpfungsprozeß kreativ, in vielen Krankheitsformen restriktiv verläuft (von Weizsäcker 1947).

Psychotherapeutische Zielrichtungen

Worauf kann Psychotherapie bei Psychosen und bei Psychosomatosen überhaupt gerichtet sein? Es ist bei den meisten Krankheitsfällen heute möglich, durch medikamentöse Eingriffe die Symptome zu mildern oder zum Verschwinden zu bringen. Um so dringlicher stellt sich dann die Frage der beruflichen und familiären Wiedereingliederung und der damit so häufig verbundenen Rückfälle.

Wie in der Neurosentherapie war es auch in der Psychotherapie von Psychosen und Psychosomatosen das Ziel der Behandlungen, unbewußte Konflikte aufzudecken. Danach wurden mit der Objektbeziehungslehre und der Ich-Psychologie neue Zielsetzungen gesetzt, wobei falsch geprägte Beziehungsmuster durch neue Erfahrungen verbessert werden sollten. Die neuen psychoanalytischen, ethologisch noch vertieften entwicklungspsychologischen Theorien haben neue Konfliktthemen deutlich gemacht. Neu ist auch das aus präpsychotischen Persönlichkeitstheorien hervorgegangene Vulnerabilitätsmodell. Es trifft sich mit der Aussage erfahrener Psychiater wie Christian Müller, der vor Jahren feststellte, es sei für Schizophrenien und andere Psychosen paradigmatisch, daß „nicht die initiale Symptomatologie, sondern die prämorbide Persönlichkeit für die Prognose ausschlaggebend ist" (1981, S. 195). Die moderne Forschung findet im schizophrenen Vulnerabilitätsmodell eine Überforderung der kognitiven Reizverarbeitung im Vorfeld. Das strukturdynamische Konzept beschreibt eine als „Desaktualisierungsschwäche" (Janzarik 1988) beschriebene Unfähigkeit, instabile, widersprüchliche und spannungsvolle Eindrücke zu filtern. Die Disposition zur Psychose ist nicht nur ein Negativum, man findet nicht allein psychotische Erkrankungen im familiären Umfeld, sondern auch künstlerisch und wissenschaftlich Hochbegabte. Es sind Menschen, die einem Übermaß an Anregungen und akut auf sie einstürmenden Eindrücken ausgesetzt sind. Der vom Krankheitsgeschehen hingerissene Hölderlin dichtete noch:[1] „Der König Oedipus hat ein Auge zuviel vielleicht. Diese Leiden dieses Mannes, sie scheinen unbeschreiblich, unaussprechlich, unausdrücklich.... Wie ist mirs aber, gedenke ich deiner jetzt? Wie Bäche reißt das Ende von etwas mich dahin, welches sich wie Asien ausdehnet. Natürlich dieses Leiden, das hat Oedipus...".

Die moderne Therapie ist bei Schizophrenen darauf gerichtet, ein therapeutisches Milieu zu schaffen, das konstante, klare und übersichtliche Eindrücke bietet, in der Soziotherapie begrenzt erreichbare, keine Ambivalenzen auslösende Zielsetzungen, im familiären Milieu emotionale Verstrickungen zu vermeiden (Ciompi 1982). Ob die auf bewußte und unbewußte Konfliktfelder ausgerichtete, aufdeckende und sie in der therapeutischen Beziehung dramatisierende individuelle Psychotherapie einen Platz bei der Schizophrenie behaupten wird, ob sie auf Forschungsexpeditionen einer Pioniergeneration der Nach-

[1] Hölderlin, Sämtliche Werke 2, 373/374, W. Kohlhammer, Stuttgart 1953

kriegszeit beschränkt bleibt, oder ob sie in neuer Form einen Platz findet, ist eine Frage, die kommende Generationen entscheiden werden.

Bei psychotischen Erkrankungen aus dem zyklothymen Formenkreis, die meist unter medikamentöser Therapie zur wenig veränderten Ausgangslage ihres Lebens zurückkehren, ist die Möglichkeit einer Intervalltherapie (Bräutigam 1969) gegeben. Die Motivation ist von seiten der Patienten gering, wenn nicht während der Krankheitsphase selbst von dem behandelnden Arzt eine persönliche Bindung hergestellt wurde. Selbst wenn dabei Möglichkeiten neuer Einsicht und damit diskrete Veränderungen in der Persönlichkeitsentwicklung zu erreichen sind, was bei den festgefügten und wenig Fluktuation und Wagemut zu Neuem Zeigenden eher selten ist, so kann doch noch ein anderes Ziel hier gesehen werden: aus der Unfähigkeit, bestimmte Situationen, die Autonomie, affektive und aktional-proleptische Dynamik erfordern und die Patienten dabei überfordern, für die Zukunft zu lernen und diese nach Möglichkeit zu meiden. Psychotherapie mündet hier ein in die allgemein gegebene ärztliche Aufgabe, den Patienten zu beraten und zu begleiten.

Literatur

Alexander F (1951) Psychosomatische Medizin. de Gruyter, Berlin

Baeyer W von (1966) Situation, Jetztsein, Psychose. In: Baeyer W von et al. (Hrsg) Conditio Humana: Erwin Straus on his 75th birthday. Springer, Berlin Heidelberg New York

Bräutigam W (1969) Psychotherapie der Depressiven. In: Hippius H, Selbach H (Hrsg) Das depressive Syndrom. Urban & Schwarzenberg, München

Bräutigam W (1990) Ursachenfragen bei neurotischen und psychosomatischen Erkrankungen. Z Psychosom Med 36:195–209

Ciompi L (1982) Affektlogik. Klett-Cotta, Stuttgart

Daniels GE et al. (1962) Three decades in the observation and treatment of ulcerative colitis. Psychosom Med 24:85–93

Feiereis H (1990) Morbus Crohn. In: Uexküll T von (Hrsg) Psychosomatische Medizin. Urban & Schwarzenberg, München, S 798–814

Feldman M et al. (1986) Life events stress and psychosocial factors in men with peptic ulcer disease. Gastroenterology 91:1370–1379

Heiberg A, Heiberg A (1977) Alexithymia – an inherited trait. A study of twins. Psychother Psychosom 28:221–225

Janzarik W (1988) Strukturdynamische Grundlagen der Psychiatrie. Enke, Stuttgart

Meyer AE (1984) Taxonomic subgroups within psychosomatic disease entities: an alternative strategy to the specifity approach. Psychother Psychosom 42:26–36

Müller C (1981) Psychische Erkrankungen und ihr Verlauf und ihre Beeinflussung durch das Alter. Huber, Bern

Mundt C (1991) Endogenität von Psychosen – Anachronismus oder aktueller Wegweiser für die Pathogeneseforschung. Nervenarzt 62:1–7

Normann D, Kordy H (1991) Coping bei Morbus Crohn-Patienten unter differentieller Perspektive: Ein Beitrag zur Spezifitätsdiskussion. Psychother Psychosom Med Psychol 41:11–21

Rad M von (1982) Alexithymie. Springer, Berlin Heidelberg New York
Schmidt-Degenhard M (1991) Endogen. In: Battegay R et al. (Hrsg) Handwörterbuch der Psychiatrie, 2. Aufl. Enke, Stuttgart
Schneider K (1951) Das Leib-Seele-Problem und die Psychose. Unveröffentlichtes Manuskript
Sifneos PE (1973) The prevalence of alexithymic characteristics in psychosomatic patients. Psychother Psychosom 22:253–263
Spiegelberg U (1955) Über Beziehungen endogener Psychosen zu körperlichen Krankheiten. Fortschr Neurol Psychiat 23:221–248
Spiegelberg U (1965) Colitis ulcerosa in psychiatrisch-neurologischer Sicht. Enke, Stuttgart
Tellenbach H (1965) Epilepsie als Anfallsleiden und als Psychose. Nervenarzt 36:190–202
Uexküll T von (1990) Psychosomatische Medizin, 4. Aufl. Urban & Schwarzenberg, München
Walker P et al. (1988) Life events stress and psychosocial factors in men with peptic ulcer disease: II. Relationships with serum pepsinogen concentrations and behavioral risk factors. Gastroenterology 94:323–330
Weiner H et al. (1957) Etiology of duodenal ulcer: I. Relation of specific psychological characteristics to rate of gastric secretion. Psychosom Med 19:1–10
Weiner H (1978) The illusion of simplicity: The medical model revisited. Am J Psychiat 135 (Suppl):27–33
Weiner H (1990) Anwendungen psychosomatischer Konzepte in der Psychiatrie. In: Uexküll T von (Hrsg) Psychosomatische Medizin, 2. Aufl. Urban & Schwarzenberg, München
Weiner H (1991) From simplicity to complexity (1950–1990): The case of peptic ulceration. (In press)
Weizsäcker V von (1947) Der Gestaltkreis. Thieme, Stuttgart

DIE PSYCHIATRISCHE KLINIK HEUTE UND MORGEN – EIN VERGLEICH ZWISCHEN ITALIEN UND DER SCHWEIZ

K. Ernst*

Im vergangenen Jahr hatte ich Gelegenheit, 5 Monate lang als Gastarzt in einer psychiatrischen Klinik des Ordine Ospedaliero Fatebenefratelli in Brescia (Region Lombardei) zu arbeiten. Dabei wurde mir außer der Möglichkeit zur klinischen Mitarbeit auch jeder gewünschte Einblick in die administrativen Unterlagen der Region gewährt.

Was es über psychiatrische Institutionen Wesentliches zu sagen gibt, hat Christian Müller 1981 in seinem Buch zusammengefaßt. Seine Übersicht ist aktuell geblieben. Er gehörte auch zu den wenigen Schweizer Psychiatern – unter den Ordinarien war er m. W. der einzige – der sich schon damals über die italienische Psychiatriereform von 1978 eingehend informiert hatte. Diese Reform ist auch für uns von eminentem Interesse. Was ist aus ihr geworden? Was unterscheidet sie von den Entwicklungsschritten der klinischen Psychiatrie bei uns? Was lehrt sie uns?

Gesetzliche Grundlagen in Italien

Die Institutionen

Italien kennt, im Gegensatz zu unserem Föderativstaat, mindestens seit seinen „Disposizioni sui manicomi e sugli alienati" vom 14. 2. 1904, ein für das ganze Land verbindliches Psychiatriegesetz. Dieses Gesetz hat nicht verhindert, daß im Lauf der Jahrzehnte zahlreiche psychiatrische Spitäler verwahrlosten, vor allem infolge Überfüllung. Einen ersten Korrekturschritt brachten die „Provvidenze per l'assistenza psichiatrica" vom 18. 3. 1968, welche die Kapazität der psychiatrischen Kliniken auf 625 Betten limitierten.

Aber erst die berühmte *Legge n. 180* („Accertamenti e trattamenti sanitari volontari e obbligatori") vom 13. 5. 1978 führte, wenigstens in den nördlichen Landesteilen (Crepet 1990), zur Verwirklichung einer eingreifenden Reform.

* Dem Padre Priore Fra Marco Fabella, dem Direttore Sanitario Prof. Giorgio Marinato sowie allen Mitarbeiterinnen und Mitarbeitern des Istituto Sacro Cuore in Brescia bin ich für die gastfreundliche Aufnahme und die großzügige Vermittlung aller Informationen zu bleibendem Dank verbunden.

Dieses Gesetz hat ab 1. 1. 1979 allen staatlichen psychiatrischen Kliniken verboten, irgendwelche Patienten aufzunehmen oder wiederaufzunehmen. Es verbietet auch die Errichtung neuer psychiatrischer Kliniken. Weil die „manicomi“ sich praktisch als nicht sanierbar erwiesen hatten, sollten sie aussterben. Tatsächlich hat ihre Belegung bis heute um mehr als die Hälfte abgenommen, und sie nimmt weiterhin ab. Diese Rest-Kliniken werden als *Ex-Ospedali* bezeichnet.

Für die Behandlung der ab 1. 1. 1979 neu hospitalisierungsbedürftig oder rehospitalisierungsbedürftig werdenden psychisch Kranken sieht das Gesetz psychiatrische Abteilungen an den öffentlichen Bezirks- und Regionalspitälern vor. Sie heißen „Psychiatrische Abteilungen für Diagnose und Behandlung“ bzw. *Servizi Psichiatrici di Diagnosi e Cura degli Ospedali Generali (SPDC)* und dürfen nicht mehr als 15 Betten umfassen. Das ärztliche Einweisungszeugnis für Patienten, die nicht formal freiwillig eintreten, muß durch das Zeugnis eines Psychiaters des örtlich zuständigen *Centro psicosociale (CPS)*, des ambulant arbeitenden Psychosozialen Distrikt-Zentrums, bestätigt werden.

Bei Platzschwierigkeiten dürfen die SPDC ihre Patienten in vorbestehende Vertragskliniken, sog. *Ospedali convenzionati* überweisen, sofern dort ein Bett frei ist. Es handelt sich dabei um private, meist von religiösen Orden geführte Psychiatriespitäler, die mit dem Staat Kostgeldverträge abschließen.

Ebenso wichtig wie das, was die Legge 180 vorsieht, ist das, was sie zwar nicht vorsieht, aber auch *nicht verbietet.* So verbietet sie z. B. nicht, Übergangsheime von ca. 20 Betten und beschützte Wohnungen für die mittel- und langfristige Weiterbehandlung psychiatrischer Patienten einzurichten. Solche *Centri Residenziali di Terapie Psichiatriche (CRT)* und *Comunità Protette (CP)* existieren in der Lombardei bereits in kleiner Zahl. Innerhalb der Grenzen ihrer Kapazität ermöglichen solche Einrichtungen eine Weiterbehandlung für Kranke, die nicht mehr unbedingt eine Spitalbehandlung benötigen, die aber (noch) nicht imstande sind, eine ambulante Behandlung aufzunehmen. So läßt sich im Prinzip vermeiden, daß solche Patienten nach ihrer Entlassung aus dem Ex-Ospedale, dem SPDC oder dem Ospedale Convenzionato wegen eines Rückfalls sofort wieder eingewiesen werden – oder aber zuhause entweder ihre Familien unzumutbar belasten oder selber verelenden.

Die Legge 180 beschäftigt sich also im wesentlichen mit der *stationären* psychiatrischen Behandlung. Die Organisation der *ambulanten* Behandlung überläßt sie den Regionen. Die ambulanten Institutionen sind natürlich von zentraler Bedeutung, auch für das adäquate Funktionieren der stationären Einrichtungen. Ihre Besprechung würde aber den vorliegenden Rahmen sprengen. Zwar sind diese Ambulatorien und die von ihnen aus durchgeführten Hausbesuche für ihre Patienten von unersetzlichem Wert. Genau wie es in anderen Ländern nachgewiesen worden ist (Lit. bei Ernst 1988, S. 156, 166; Ernst 1990), vermögen aber auch in Italien die neuen ambulant und teilzeitlich arbeitenden Institutionen die Hospitalisierungsziffern nicht zu senken (Crepet 1990).

Die Patientenrechte

Die Legge 180 verlangt, daß unfreiwillig eingewiesene bzw. weiterbehandelte Patienten der SPDC nach Ablauf von 7 Tagen sowie anläßlich aller folgenden Verzögerungen der vorgesehenen Entlassung dem Gemeindepräsidenten (Sindaco) zuhanden des Vormundschaftsrichters (Giudice tutelare) zu melden sind. Gegen die Zurückbehaltung in der psychiatrischen Abteilung oder im Vertragsspital kann der Patient sowie jeder andere Betroffene an das örtlich zuständige Gericht (Tribunale competente per territorio) rekurrieren.

Wichtig sind auch hier einige Punkte, die die Legge 180 *nicht* erwähnt. So verlangt sie z. B. nicht, daß die SPDC und die Ospedali convenzionati offen geführt werden. Sie verlangt auch nicht, daß der Eingewiesene eine *Rechtsmittelbelehrung* erhält und daß der Richter den rekurrierenden Patienten persönlich anhören muß. Und schließlich unterscheidet das Gesetz innerhalb des Begriffs der Zwangsbehandlung („trattamento sanitario obbligatorio", TSO) die konkreten Zwangsmaßnahmen (Fixierung, Isolierung oder Zwangsinjektion) nicht von der Zwangseinweisung und -zurückbehaltung als Ganzem. Es formuliert dementsprechend weder Verfahrensregeln noch verlangt es eine Buchführung hierzu. Ob einschlägige administrative Reglemente in einzelnen Regionen existieren, konnte ich nicht in Erfahrung bringen.

Gesetzliche Grundlagen in der Schweiz

Wir besitzen kein Bundesgesetz über erlaubte und verbotene psychiatrische Institutionen. Hingegen regelt die *„Fürsorgerische Freiheitsentziehung" (FFE)* des Schweizerischen Zivilgesetzbuches in den Art. 397a)–f) einen wesentlichen Teil der Patientenrechte. Verlangt wird hier z. B., daß jeder Patient, der in ein psychiatrisches Spital eintritt, sofort eine schriftliche *Rechtsmittelbelehrung* erhält, wonach er bei Zurückbehaltung gegen seine Willen den Richter anrufen kann. Der Richter erster Instanz muß den Beschwerdeführer mündlich anhören. Das Schweizerische Bundesgericht hat zudem entschieden, daß diese Anhörung durch den Richter persönlich erfolgen muß, und zwar auch dann, wenn ein psychiatrisches Mitglied des Gerichts den Patienten bereits untersucht hat.

Wie in Italien, so werden auch in der Schweiz bei Bettenmangel Patienten aus staatlichen in private Vertragskliniken überwiesen. Dort gelten die erwähnten Patientenrechte unverändert. Analog zu Italien kennt die FFE des Schweizerischen ZGB keine Bestimmungen über *Zwangsbehandlungen* innerhalb der Institutionen. Solche Bestimmungen finden sich indessen fast überall wenigstens in kantonalen Regierungs-Verordnungen. So regelt z. B. die Zürcher „Verordnung über die Kantonalen Krankenhäuser" vom 28. 1. 1981 das Vorgehen bei Zwangsbehandlungen. Über notfallmäßige Zwangsanwendungen verlangt sie die schriftliche Buchführung. Als einziger Kanton verfügt der Tessin zu diesem Thema über Bestimmungen innerhalb eines vom Volk angenommenen

Psychiatriegesetzes, der „Legge sull' Assistenza Sociopsichiatrica" vom 26. 7. 1983.

Ein Aufenthalt in Brescia

Das einleitend erwähnte Vertragsspital *Sacro Cuore* wird seit 1882 von den „Fatebenefratelli" betrieben. Der Spitalorden dieses Namens führt heute in fünf Kontinenten rund 180 Spitäler, viele davon in Entwicklungsländern. Fünf der 62 psychiatrischen unter ihnen befinden sich in Italien.

Das „Istituto Sacro Cuore" befindet sich am südlichen Stadtrand von Brescia (ca. 200000 Einwohner). Brescia ist die Hauptstadt der gleichnamigen Provinz (1,03 Mio. Einwohner). Die Klinik Sacro Cuore ist das einzige psychiatrische Vertragsspital der Provinz. Es verfügt über 370 Betten. Aus den (seit 1989) insgesamt ca. 80 Betten der fünf psychiatrischen Abteilungen an den Allgemeinspitälern der Provinz nimmt es rund 300 Patienten im Jahr auf. Das einzige, ebenfalls bei der Hauptstadt gelegene Ex-Ospedale der Provinz beherbergt derzeit noch 350 Patienten. Diese insgesamt etwa 800 Betten ergeben einen *Bettenschlüssel von 0,8 Promille* für die Bevölkerung der Provinz Brescia. (Dem Lehrstuhl für Psychiatrie der Universität Brescia sind derzeit noch keine Betten zugeordnet.)

Das alte Hauptgebäude des Sacro Cuore wurde um 1880 im „Klosterstil" mit drei Etagen um zwei quadratische, von Portici umgebene Höfe gebaut. Die mehrheitlich offenen Krankenabteilungen umfassen je 24–35 Betten. Angegliedert sind die Spitalkirche, neuere Wirtschaftsgebäude und die Ergotherapieräume. 1985 wurde ein abseits, aber noch innerhalb des weiträumigen Parks gelegenes Bauernhaus zur Beherbergung von Wohngruppen und einer geschützten Werkstätte umgebaut. 1989 baute der Orden einen neuen Klinikflügel für ca. 80 psychogeriatrische und andere körperlich pflegebedürftige Psychiatriepatienten – dies übrigens ohne Vergrößerung der Gesamtbettenzahl. Eine dieser Abteilungen wird einem Alzheimer-Forschungszentrum angegliedert.

Alle Bau- und Unterhaltskosten des Spitals trägt der *Orden*. Die vom Staat entrichteten Taxen pro Pflegetag scheinen lediglich die Personalkosten zu decken. Der Orden erhält aus der Bevölkerung praktisch keine Spenden mehr. Dies dürfte überall auf der Welt so sein. Die Orden arbeiten also im wesentlichen mit den Zinsen der Vermögen, die sie im Laufe der vergangenen Jahrhunderte durch Almosen, Donationen und Privilegien erworben haben. In der Schweiz existieren keine gemeinnützigen Vermögen von vergleichbarer Größenordnung und keine vergleichbaren Beiträge privater Organisationen an die sozialen Aufgaben des Staates.

Nicht nur das Geld, sondern auch der Schnitt der Soutane, in der die Patres arbeiten, geht auf das 16. Jahrhundert zurück. Das hindert die letzteren keineswegs am routinierten Dialog mit ihren Computern. Die sichtbaren Traditionen reichen in Italien gewöhnlich zehnmal weiter zurück als bei uns. Weil sie im Alltag funktionieren, kommt niemand auf die Idee sie zu verleugnen.

Die Gesamtleitung des Spitals obliegt, mit Ausnahme der medizinischen Belange, dem Padre Priore. Er kann dieses Amt während maximal 6 Jahren ausüben. Nachher wird er von seinen Vorgesetzten zu einer anderen Aufgabe abgeordnet. Er nimmt die Stellung eines Verwaltungs- und Pflegedirektors ein. Als solcher hat er vor 3 Jahren durchgesetzt, daß die Patienten zwecks Verkürzung ihrer allzulangen Nachtruhe das Nachtessen wie andere Bürger um 19 Uhr statt wie vorher um 17.30 Uhr einnehmen. Ich dagegen habe während dreier Jahrzehnte als ärztlicher Direktor bei drei gleichsinnigen Vorstößen gegenüber den Interessen des Pflegepersonals regelmäßig den Kürzeren gezogen. Dennoch erwägt jetzt auch der Padre Priore die Ernennung eines nichtgeistlichen Pflegedienstleiters.

Außer dem Padre Priore arbeiten nur noch wenige Ordensbrüder und Novizen in der Klinik. Zwei der letzteren betreuen, zusammen mit zahlreichen freiwilligen Helfern, ein im Nebengebäude eingerichtetes *Nachtasyl* mit 20 Betten für Obdachlose, meist afrikanische Emmigranten. Es veranschaulicht die eigentümlich „nach Süden offene“ Atmosphäre, die dem Orden eigen ist, und dessen traditionelle Aufmerksamkeit gegenüber dem an Ort und Stelle jeweils Notwendigsten.

Die ärztliche Direktion ist kurz vor meiner Ankunft von einem Kollegen übernommen worden, der vor und nach der Reform von 1978 in mehreren psychiatrischen Kliniken Chefarztstellen versehen und zuletzt das psychiatrische Assessorat (Verwaltungszentrum) der Region Lombardei in Mailand geleitet hatte. Seiner Vermittlung verdanke ich den Zugang zu den maßgebenden Statistiken, Erlassen und Projekten.

Dem Direttore Sanitario sind zwei Primari (leitende Ärzte) und 9 Assistenzärzte unterstellt. Die letzteren bleiben in der Regel mehrere bis viele Jahre in der Klinik. Im Gegensatz zu den Verhältnissen in der Schweiz handelt es sich bei ihnen meistens um fertig ausgebildete Spezialärzte. Sie sind aber von Haus aus mehrheitlich nicht Psychiater, sondern Neurologen, Geriater oder Internisten. Ihre tägliche Präsenzzeit in der Klinik beträgt durchschnittlich 6 Stunden. Außer ihnen arbeiten im Bereich der ärztlichen Direktion 3 Psychologen, 3 Sozialarbeiterinnen und 14 Educatori (Absolventen einer dreijährigen Fachausbildung als „Erzieher“; wie wir sie in der Schweiz m. W. nicht kennen).

Das Pflegepersonal ist durchwegs an seiner Kleidung zu erkennen. Die Uniformenphobie der Schweizerinnen und Schweizer ist ihm fremd. Deshalb bleibt dem Neuling wie dem Besucher das mühevolle Herumirren erspart, ohne welches wir auf den hiesigen Abteilungen keinen Menschen finden, der uns Auskunft gibt und uns nachher wieder die Ausgangstür öffnet. Der Pflegedienst umfaßt zur Zeit 11 Stellen für leitendes Abteilungspersonal, 14 für diplomiertes und 30 für nichtdiplomiertes Pflegepersonal sowie 95 für Hilfs- und Reinigungspersonal. (Schulen für psychiatrische Krankenpflege bzw. entsprechende Diplome sind in Italien nicht institutionalisiert.)

Der Personalbestand pro Patienten entspricht damit für den ärztlichen Dienst ungefähr demjenigen einer Regionsklinik im Kanton Zürich – wo die Patientenrotation aber rund dreimal höher ist als im Sacro Cuore (vgl. S. 50).

Im Pflegedienst dagegen beträgt der Personalschlüssel (die „Educatori" eingerechnet) nur etwa zwei Drittel der entsprechenden Ziffern im Kanton Zürich. Der numerische Vergleich befriedigt allerdings nicht, weil einerseits im Kanton Zürich das diplomierte Psychiatriepersonal stark überwiegt und weil andererseits die jeweiligen Anteile der teilzeitlich Arbeitenden nicht ermittelt werden konnten.

Die Zusammenarbeit mit den Angehörigen und deren Präsenz bei den Kranken erscheint eher noch weiter gediehen als im schweizerischen Durchschnitt. Auf den psychogeriatrischen Abteilungen wirken einige Angehörige regelmäßig bei der Grundpflege mit. Das Büro der Vereinigung von Angehörigen psychisch Kranker („Alleanza per gli Ammalati Mentali") mit z. Z. 285 Mitgliedern befindet sich in der Klinik. In Zürich hat die „Vereinigung der Angehörigen Schizophreniekranker" 350 Mitglieder. Das ist numerisch mehr als in Brescia, aber, wie zu zeigen sein wird, weniger pro hospitalisierte Patienten im Kanton.

Das Ospedale Convenzionato im Alltag

Wie aus der erwähnten Aufnahmeziffer pro Jahr hervorgeht, ist der Anteil an *Langzeitpatienten* im Vertragsspital größer als in einer Schweizer Vollklinik (vgl. S. 50). Als „Aufnahmeabteilungen" des Vertragsspitals fungieren ja die SPDC an den Allgemeinspitälern. Von dort werden, in noch höherem Maße als bei uns, die meisten Patienten direkt entlassen. Ferner ist die Klinik keinem vertraglichen Aufnahmezwang unterworfen. Wenn sie voll besetzt ist, errichtet sie keine Notbetten, sondern weist Anmeldungen ab oder notiert sie auf der Warteliste.

Entsprechend einer modernen Klinikführung bewegen sich die Patienten recht frei. Die meisten sind offensichtlich psychisch schwerkrank, nämlich schizophren, oligophren oder in anderer Weise hirnkrank. Nichtpsychotische Depressive und nichthirnkranke Süchtige werden kaum psychiatrisch hospitalisiert. Mit zunehmender Dauer der Mitarbeit in der Klinik konsolidiert sich der Eindruck, daß hier niemand ist, der anderswo besser untergebracht wäre.

Die Klinikabteilungen sind im Vergleich zum schweizerischen Durchschnitt sehr bescheiden eingerichtet. Indessen sind sie trotz der knappen personellen Dotierung ausgesprochen sauber. Das Pflegepersonal, auch das diplomierte, putzt in einem Ausmaß mit, wie dies bei uns seit 25 Jahren nicht mehr vorkommt.

Die Ärzte kennen ihre Kranken sowie deren Anliegen und Beziehungsnetze hervorragend. Es wird speditiv, pragmatisch und wo immer möglich außen- und familienorientiert gearbeitet. „Rehabilitation" ist kein leeres Schlagwort. Für regelmäßige und intensive Psychotherapie steht entsprechend der geringen ärztlichen Präsenzzeit pro Patient noch weniger Zeit zur Verfügung als bei uns. Die Regeln der psychopharmakologischen Behandlung unterscheiden sich nicht von den unseren. Dagegen sind die handgeschriebenen Krankengeschichten von unvergleichlicher Kürze. Hier Abhilfe schaffen zu wollen, wäre nicht ratsam: man würde lediglich eine weitere Reduktion der ärztlichen Präsenz bei den Kranken erreichen. Die klinische Arbeit läuft nämlich allerseits auf Hochtouren. Man kann in diesem gedrängten Zeit-Mosaik nichts hinzufügen ohne dafür etwas anderes wegzunehmen.

Das gilt auch von der *pflegerischen Arbeit* und von derjenigen der übrigen Dienstzweige. Ausufernde Kaffee-Rapporte kommen eindrucksmäßig mindestens so selten vor wie bei uns, echte Erschöpfungszeichen am Ende des pflegerischen Arbeitstages eher weniger selten und unnötige Grobheiten gegenüber Kranken etwa gleich selten.

Der verbale Umgangston von Ärzten, Pflegepersonen und anderen Angestellten mit den Patienten ist für unsere Ohren paternalistisch. Das gilt nicht nur für das allgemein verbreitete einseitige Duzen der Kranken, sondern auch für die Kürze der Befehle, Weisungen und Erklärungen, die den Patienten gegeben werden. Das Bild hellt sich für den Neuling allerdings binnen Minuten auf. Er sieht nämlich, daß sich am freundlichen Gesicht, an der geduldigen Bemühung und am taktvollen Zugreifen der Pflegeperson nichts ändert, wenn der Patient nicht gehorcht, nicht hinhört und nicht begreift. Innerhalb weniger Stunden erlebt er die Klinikatmosphäre als mindestens so herzlich wie er es gewohnt ist, und noch am gleichen Tag fühlt er sich zu Hause.

In der Tat verfügt das Pflegepersonal, auch das ungelernte, über seinen *Berufsstolz*. Dieser wird durch eine berufsbegleitende Weiterbildung gestützt. Hinzu kommt für mehrjährige Angestellte das persönliche Erlebnis eines für unsere Verhältnisse geradezu rasanten Fortschritts der pflegerischen Arbeitssituation. Noch vor 5 Jahren drängten sich im Sacro Cuore über 800 Kranke auf wesentlich engerem Raum als heute 370. Fixierungen Erregter waren an der Tagesordnung. Patienten und Pflegepersonen fürchteten einander und hatten Grund dazu. Um sich an solche Zustände erinnern zu können, muß ein schweizerischer Pfleger im Durchschnitt mindestens drei Jahrzehnte im Dienst verbracht haben. In Italien wirkt die mancherorts explosive Humanisierung der psychiatrischen Institution verstärkend auf den reformistischen Schwung der Mitarbeiter zurück.

Andererseits fallen dem Gastarzt belastende Erscheinungen auf, die er zwar von zuhause kennt, denen er aber hier in ungewohnter Häufigkeit begegnet. In erster Linie handelt es sich dabei um *erschöpfte Angehörige* entlassener oder bisher unbekannter Patienten. Sie sprechen weinend vor, weil sie von der häuslichen Pflege eines psychotisch erregten Sohnes oder einer senil verwirrten Mutter aufgerieben sind. Nach Abweisung der Aufnahme durch den zuständigen SPDC bzw. CPS haben sie nun ihren Bittgang durch alle psychiatrischen Instanzen angetreten. Helfen kann man ihnen selten. Gelegentlich hat vielleicht ein Kollege Beziehungen zu einem fernen Privatspital.

Solche Vorkommnisse veranlaßten mich zu je einem Besuch im SPDC des Regionalspitals in Brescia, unserer wichtigsten Zuweisungsstation, und im nahegelegenen einzigen Ex-Ospedale der Provinz.

Die psychiatrische Aufnahmeabteilung am Allgemeinspital (SPDC)

Die geschlossene psychiatrische Abteilung am Ospedale Civile in Brescia umfaßt 26 statt wie vorgeschrieben 15 Betten, weil sie eigentlich zwei SPDC für zwei Sektoren der Agglomeration repräsentiert. 1989 hat sie 1095 Aufnahmen bewältigt, davon 673 Wiederaufnahmen. Die Betten stehen in Zimmern oder, zwecks besserer Übersicht, in Kojen. Die Patienten sind auch tagsüber spitalmäßig mit Pijama oder Trainingsanzug bekleidet. Beschäftigungsmöglichkeiten sind nicht vorgegeben, und es besteht außerhalb des Flurs keine Auslaufmöglichkeit für bewegungsbedürftige Kranke, wie etwa ein Hof oder ein umzäunter Garten.

Die Kollegen arbeiten sozialpsychiatrisch und psychopharmakologisch qualifiziert und gewandt. Sie klagen aber einhellig über ihre „Feuerwehrarbeit in der überlasteten Station“ und über den ungeheuren Aufnahmedruck, der zu zahlreichen vorzeitigen Entlassungen und postwendenden Wiederaufnahmen führt. Ein Kollege bezeichnet sich sarkastisch als „Anästhesist für Irre“. Zudem liegt auf der Abteilung ein 55jähriger Patient mit einem faustgroßen Dekubitus über dem Sakrum nach einer perniziösen Katatonie oder einem malignen neuroleptischen Syndrom. Einen solchen Einzelfall soll man nicht überbewerten. Auch darf man hoffen, daß ein Beschäftigungsmangel von wenigen Wochen keine Langzeitschäden hinterläßt. Meine früheren Besuche in anderweitigen SPDC der Lombardei (Ernst u. Ernst 1986) ebenso wie die Beobachtungen anderer Autoren (Lit. bei Crepet 1990) lassen aber doch erkennen, daß in solch unspezifischen Spitalstrukturen einer individualisierenden psychiatrischen Behandlung enge Grenzen gezogen sind und daß die medikamentöse Sedierung dort oft erste Priorität erreicht.

Während des Gesprächs mit den Kollegen über diese Belange kommt der Tagesarzt mit gerötetem Gesicht herein. Über eine Stunde lang haben ihn verzweifelte Angehörige bestürmt, ihre psychotische Tochter wieder aufzunehmen, nachdem der zuweisende Arzt von ihm eine Absage wegen Vollbelegung erhalten hat. Da in der Tat kein Notbett mehr zur Verfügung steht, ist die Familie schließlich unverrichteter Dinge wieder abgezogen.

Die Patienten sind sich dieser Probleme weniger bewußt als die Ärzte. Seit 10 Jahren sind praktisch alle ins Ospedale Convenzionato eingetretenen Patienten via SPDC eingewiesen worden. Dennoch habe ich von ihnen im Sacro Cuore nie Klagen über ihre Spitalerfahrung gehört. Man zieht als psychisch Kranker zunächst das vertraute Spital dem unheimlichen Manicomio vor. Kommt man doch in die Klinik und korrigiert sich das gefürchtete Bild vom Irrenhaus, so verblaßt auch die Bedeutung der relativ kurzen Spitalphase bald. Die Angehörigen ihrerseits schätzen die Wohnortnähe und den relativ besseren Ruf des SPDC. Sind sie nicht motorisiert (z. B. betagte Eltern), dürfte in der Tat die räumliche Distanz zum Kranken darüber entscheiden, ob der Kontakt zu ihm abreißt oder nicht.

Angesichts solcher therapeutischer Probleme spielen juristische Fragen um die *Patientenrechte* im Alltag keine Rolle. Kein Patient muß jemals unterschreiben, daß er freiwillig eingetreten ist. Man nimmt seine Freiwilligkeit an, solange das Einweisungsverfahren nicht seine Unfreiwilligkeit statuiert. Letzteres ist nur bei 14% der Eingewiesenen der Fall.

Kommt es zur Überweisung vom SPDC ins Sacro Cuore, wird die Freiwilligkeit ebenfalls nicht kontrolliert. Unser Konventionsspital darf laut Vertrag nur Freiwillige aufnehmen. Weil keine routinemäßige Rechtsmittelbelehrung erfolgt, wissen weder die Patienten noch die meisten Ärzte, an welche Adresse der Patient schreiben müßte, wenn er auf seiner Entlassung beharren würde. Der Sindaco bestätigt ja die Einweisung auf Grund der ärztlichen Anträge problemlos. Noch nie hat jemand ihn, den Vormundschaftsrichter, ein Mitglied einer Aufsichtskommission, einen Anwalt, einen Beschwerdebrief oder eine Antwort auf einen solchen in der Klinik gesehen. Lediglich auf persönliche Initiative eines leitenden Arztes werden bei chronisch kranken Patienten sehr instruktive Konsilien mit dem Arzt abgehalten, der im psychiatrischen Distriktzentrum (CPS) für die mehrmonatlichen Bewilligungen der Behandlungsverlängerung zuständig ist. Die Patienten ihrerseits können sich nicht vorstellen, daß ein Anwalt ihnen zu erschwinglichen Preisen, oder daß ein Richter ihnen innerhalb nützlicher Frist zur Entlassung verhilft. Entsprechend leicht lassen sie sich von ihrem Arzt vertrösten.

Das Ex-Ospedale

Es befindet sich in einem Prachtbau des 19. Jahrhunderts, der, wie das Sacro Cuore im „Klosterstil“ errichtet, durch seine monumentale Wucht beeindruckt. Es beherbergte ursprünglich über 1000 Patienten. Jetzt leben noch 350 von ihnen hier.

Die ärztliche Betreuung erfolgt durch den Direttore Sanitario und sechs weitere Ärzte; die *pflegerische* entspricht, abgesehen vom höheren Anteil an diplomiertem Pflegepersonal, numerisch ungefähr dem Sacro Cuore. Unterbringung, Beschäftigungsmöglichkeiten, aktive Gestaltung des Abteilungslebens und Zusammenarbeit mit Angehörigen und freiwilligen Helfern lassen sich mit den Verhältnissen des Sacro Cuore vergleichen, wenn man für das Ex-Ospedale den noch höheren Anteil an Oligophrenen, Epileptikern und anderen Hirnkranken sowie an Patienten ohne externe Bezugspersonen berücksichtigt. Obwohl nur noch wenige Entlassungen gelingen, herrscht keine resignierte Atmosphäre. Man ist mit Recht stolz auf einen Neubau für Wohngruppen und auf eine Schule für „Semi-analfabeti“ unter den Patienten.

Auch hier kommt es praktisch nie zu Verfahren oder auch nur zu Fragen betreffend *Patientenrechte.* Viel eher scheitern Entlassungsbemühungen an der Angst der Kranken, entsprechend der gesetzlichen Vorschrift auch im Bedarfsfall nicht mehr aufgenommen zu werden. Die Klinikleitung behilft sich deshalb lieber mit „Beurlaubung auf unbestimmte Zeit“.

Den Besucher beschäftigt die Umkehrung der Platzverhältnisse im Vergleich zum SPDC. Die immensen *leeren Gebäudeflügel* stimmen nachdenklich. Sie werden aus denkmalpflegerischen Gründen saniert. Wird man sie auf die Dauer, getreu dem Gesetz, leerstehen lassen? Oder wird man sie, gesetzwidrig und deshalb unter neuer Bezeichnung, doch wieder für Psychiatriepatienten einrichten, wie dies andernorts bereits geschieht (Crepet 1990)? Vorläufig offensichtlich nicht. Angesichts der Gefahr erneuter „manicomialer“ Zustände konzentriert man sich vielmehr auf die Planung der psychiatrischen Kleinheime zu 20 Betten, der „Centri Residenziali di Terapie Psichiatriche“ (CRT). Wird man sich eines Tages der gewaltigen freigewordenen Wohncontainer erinnern, wenn die Obdachlosigkeit der Emmigranten ein gewisses Maß überschritten hat?

Ein Vergleich mit dem Kanton Zürich

Punkto Einwohnerzahl scheint der Kanton Zürich (1,13 Mio.) zum Vergleich mit der Provinz Brescia (1,03 Mio.) geeignet. Bei der Gegenüberstellung der beiden psychiatrischen Bettenzahlen darf man allerdings nur die effektiv benutzten Betten zählen. Diejenigen, die im Kanton Zürich wegen Personalmangels leerstehen, sind wegzulassen, weil es in Brescia keine solchen gibt. Praktisch hat man einfach die Summen der Verpflegungstage von 1989 durch 365 zu dividieren. Man erhält so im Kanton Zürich 1956 belegte Betten (nämlich in den vier Regionskliniken Burghölzli, Rheinau, Embrach und Oetwil 358, 585, 341 und 257, in den beiden privaten „Vertragskliniken“ Kilchberg und Hohenegg 176 und 157, in der kantonalen psychogeriatrischen Klinik Obere Halden 55 und in der privaten Klinik am Zürichberg 27 Betten). Dies ergibt einen *Bettenschlüssel* für die Bevölkerung von 1,8 Promille. Man kann ihn mit den 0,8 Promille der Provinz Brescia (vgl. S. 44) vergleichen.

Die erwähnten Zürcher Psychiatriekliniken registrierten 1989 rund 4500 *Erst- und Wiedereintritte*, die vier SPDC der Provinz Brescia 1988 rund 2200. (Seither ist allerdings ein weiterer SPDC eröffnet worden. Neuere Zahlen liegen aber noch nicht vor. Die Aufnahmen ins Sacro Cuore sind nicht zu zählen, weil sie, wie beschrieben, fast immer unseren klinikinternen Verlegungen von den Aufnahmestationen in die übrigen Abteilungen entsprechen.) Die *Rotationsziffern* (Eintritte pro Bestand) betragen demgemäß im Kanton Zürich 2,3, in der Provinz Brescia 2,8. Alle diese Vergleiche hinken. Im Kanton Zürich nehmen die privaten Vertragskliniken auch außerkantonale Privatpatienten auf. Dafür leben 132 Zürcher Langzeitpatienten in außerkantonalen Kliniken. Eine analoge Bilanz läßt sich in Brescia nicht rekonstruieren. Der wichtigste demographische Unterschied betrifft jedoch wahrscheinlich die *Alterszunahme* der Bevölkerung, die im Kanton Zürich besonders rasch erfolgt ist. Lange vor Beginn des Seniums verlängert steigendes Alter bereits die Hospitalisierungszeiten erheblich (Ernst 1990). Vor allem fehlen Vergleichsziffern über das Ausmaß, in dem in den beiden Populationen die dementen Alterskranken einerseits in psychiatrischen Kliniken und andererseits in Alters- und Krankenheimen, in somatischen Spitälern oder zuhause gepflegt werden.

Exakte Vergleiche oder auch nur zuverlässige Schätzungen über die Fehlergrenzen sind auf diesem Gebiet also nicht möglich. Man ist auf Eindrücke angewiesen. Diese Eindrücke drängen sich allerdings dem Beobachter fast unwiderstehlich auf. Statistische und persönliche Erfahrungen führen zur Vermutung, daß *psychisch Schwerkranke* jeder Art in der Provinz Brescia häufiger als im Kanton Zürich unter einem Mangel an stationärer Krisenintervention oder Spitalpflege zu leiden haben, und daß die *Familien* dort noch häufiger und schwerer als bei uns an den Lasten des Zusammenlebens mit Schwerkranken tragen.

Soll man daraus den Schluß ziehen, daß in Italien das familiäre Zusammengehörigkeitsgefühl noch besser intakt ist als bei uns, oder den Schluß, daß dieses Zusammengehörigkeitsgefühl vom Steuerzahler besser ausgebeutet wird als bei uns? Jedenfalls hat sich die Bevölkerung in Italien an den Anblick schwerster Belastungen der Angehörigen psychisch Kranker mehr gewöhnt als hierzulande. Entsprechend bescheidener als hier ist dort die Erwartung, daß öffentliche Einrichtungen, z. B. die Spitäler, klaglos funktionieren.

Plausibel ist dagegen der Eindruck vieler ausländischer Besucher italienischer Spitäler, daß unbezahlte oder wenig bezahlte *Mithilfe von auswärtigen Bezugspersonen* dort eine größere Rolle spiele als bei uns. Im „Sacro Cuore" arbeiten regelmäßig 47 unbezahlte freiwillige Helfer (37 Frauen und 10 Männer), in der Psychiatrischen Universitätsklinik Zürich bei fast gleichem, allerdings etwas akuterem Patientenbestand 19 (18 Frauen und 1 Mann).

Von den Angehörigen bezahlte Besucher und Ausgangsbegleiter gehören in Brescia auf den meisten Abteilungen zu den vertrauten Gesichtern, in Zürich kennt man solche Lösungen kaum.

Die Personalknappheit scheint sich in der Lombardei noch nicht so gravierend auszuwirken wie im Kanton Zürich. Das hat wahrscheinlich nichts mit der Psychiatrie zu tun, sondern mit der rascheren Veränderung der Zürcher Alterspyramide (Ernst 1990). Die ersten Anzeichen, daß diese Entwicklung auch Italien nicht verschonen wird, treten nun freilich zutage. In Brescia kann das erste „Centro Residenziale di Terapie Psichiatriche" (CRT), das die dekompensierende psychiatrische Aufnahmeabteilung am Ospedale Civile etwas entlasten könnte, seit vielen Monaten wegen Rekrutierungsschwierigkeiten des Pflegepersonals nicht eröffnet werden.

Die psychiatrischen Patientenrechte sind in der Schweiz gesetzlich viel stärker ausgebaut als in Italien. Im Kanton Zürich haben 1986 zwar nur 6% aller 4295 aufgenommenen Psychiatriepatienten auf Grund der obligaten Rechtsmittelbelehrung an das zuständige Spezialgericht rekurriert und nur 5% der ersteren (also 0,3% aller Aufgenommenen) haben dadurch ihre Entlassung erwirkt (Buchser 1989). Aber die Gespräche mit den Patienten über das Beschwerderecht gehören durchaus zum Alltag des Klinikarztes, auch und insbesondere dort, wo es nicht zum Rekurs kommt.

In Brescia dagegen hat mir von den zahlreichen Patienten, die auf Austritt drängten, nur einer mit rechtlichen Schritten gedroht, aber nicht wegen der Verweigerung der Entlassung, sondern wegen der Verweigerung einer Röntgenuntersuchung. Ich lernte aber auch keinen Patienten kennen, bei dem ich auf die Idee einer „Versenkung“ gekommen wäre. In einer zynischen Anwandlung denkt man sich: „Bettenmangel ersetzt Patientenrechte“. Es wird zu zeigen sein, daß die Wirklichkeit weniger simpel – und weniger zynisch – ist.

Die Richtung der psychiatrischen Planung

Wieviele Psychiatriebetten sind nötig?

Zahlreiche Experimente beweisen, daß gar keine Psychiatriebetten nötig sind, wenn man genügend Personal und Geld für häusliche Ganztagsbetreuung aufbringt (Lit. bei Ernst 1988, S. 5). Extrapoliert auf die Gesamtbevölkerung erweisen sich solche Lösungen aber als undurchführbar. Dies ist der Grund, warum die psychiatrischen Spitäler dem wirtschaftlichen Selektionsdruck während 200 Jahren standgehalten haben: die Versorgung Geisteskranker in einem großen Spital ist billiger als in zehn kleinen.

Die besten Grundlagen für die Berechnung des psychiatrischen Bettenbedarfs in entwickelten Ländern haben 1983 Häfner et al. (zit. in Ernst 1990) zusammengestellt. Die Ziffern betragen 1–1,5 Betten pro 1000 Einwohner, und zwar ohne die Betten für Altershirnkranke. Das Überfluten der letzteren in die übrigen Psychiatriestationen hat seither, im Verein mit dem Ausfall an jungen Pflegekräften (beides Auswirkungen der veränderten Alterspyramide, vgl. Ernst 1990) die Bettenberechnung illusorisch gemacht. Das beweist der Kanton Zürich, und die Provinz Brescia beginnt es zu spüren. Ohne finanziell und personell aufwendige Alternativen läßt sich somit die Gesamtsumme der Psychiatriebetten weder in Italien noch in der Schweiz abbauen, wenn nicht mehr Kranke verelenden und mehr Familien überlastet werden sollen als heute. Von einem Verschwinden der psychiatrischen Kliniken spricht in Italien heute niemand mehr.

Welche Art Psychiatriebetten soll man planen?

Es gibt keine Institutionen – und vor allem keine psychiatrischen –, die von Natur aus gegen Degeneration resistent sind. Immerhin bieten in dieser Hinsicht die kleinen Übergangsheime (CRT) und die beschützten Wohnungen (CP), wie sie in der Lombardei gefördert werden, prognostisch relativ günstige Voraussetzungen. Solche Strukturen sind einerseits zu klein, um zum Manicomio alten Stils auszuarten, andererseits liegen sie zu nahe beim psychiatrischen Distriktzentrum, als daß sie, wie die von Kunze (1981) eindrucksvoll beschriebenen Heime, unter den vertretbaren Minimalstandard absinken, ohne daß eine öffentliche Kontrollinstanz dafür verantwortlich ist.

Crepet (1990) weist allerdings auf die enormen regionalen Unterschiede bei der Verwirklichung solcher Strukturen hin. Rechnet man aus, wieviel Personal es für wieviel solcher CRT und CP braucht, um 1 Mio. Einwohner spürbar zu entlasten, gerät man in Sorge um das Tempo des künftigen Fortschritts. Die Einhaltung eines für die Beteiligten gerade noch wahrnehmbaren *Tempos* der Entwicklung ist aber sehr wichtig, solange sich der Lebensstandard der Gesamtbevölkerung ebenfalls wahrnehmbar entwickelt. Für den Schwung, die Aktivität, das Selbstbewußtsein und letzten Endes sogar für die Herzlichkeit des Personals gegenüber den Kranken ist nämlich der erlebte *Gradient* des lokalen Fortschritts wichtiger als dessen aktueller *Stand* im Qualitätsvergleich mit einem unbekannten Ausland.

Rückschritte andererseits sind in dieser Hinsicht durchaus gefährlich. Sie erzeugen via Resignation Gleichgültigkeit gegenüber den Kranken. Deshalb hat man es in Zürich vorgezogen, bei Personalmangel eher psychiatrische Krankenabteilungen aufzulösen, als deren Pflegequalität preiszugeben. Verschlechtert sich nämlich durch die entsprechende Bettenreduktion die psychiatrische Situation *extramural* (bei Ausgetretenen und Angehörigen), so merkt dies die Öffentlichkeit wenigstens potentiell. Verschlechtert sich die Situation dagegen *intramural*, so kümmert dies draußen jahrzehntelang niemanden. Die meisten Chefärzte ihrerseits melden sich erfahrungsgemäß nicht zu Wort, weil sie den Vorwurf der Politiker fürchten, sie seien an allem selbst schuld.

Soll Italien seine überlasteten psychiatrischen Aufnahmeabteilungen an den Allgemeinspitälern (SPDC) abschaffen oder umgehen, wenn es nicht genug psychiatrische Heime und beschützte Wohnungen eröffnen kann? Nach dem Gesagten soll es dies um keinen Preis tun. Das Gespenst der Re-Manicomialisierung ist glücklicherweise den meisten Italienern noch vertraut. *Sollen wir* das italienische SPDC-System einführen? Man kann hier nicht sagen: „Um keinen Preis". Nur: der Preis wäre einfach unrealisierbar hoch hinsichtlich Personalaufwand und Einhaltung des landesüblichen Abteilungs-Standards. Ganz abgesehen davon, daß die Neuerung am Widerstand der Spitäler und ihrer Gemeinden scheitern würde.

Was lehrt uns die italienische Psychiatrie?

Sie lehrt uns, wie es zum „Arbeitsfrieden" der Öffentlichkeit mit den psychiatrischen Institutionen kommt. Die italienische Öffentlichkeit hat erlebt, daß nach harten Kämpfen endlich ein Psychiatriegesetz geschaffen wurde, das die schwersten Mißstände drosselte, wo es durchgesetzt wurde. Wo es nicht durchgesetzt wurde, kommt niemand auf die ausgefallene Idee, die Psychiater dafür verantwortlich zu machen. Man ist sich bewußt, daß die italienischen Psychiater innerhalb eines Jahrzehnts eine bewundernswerte reformerische Arbeit geleistet haben. Dies im Unterschied zu den Verhältnissen bei uns, wo der Fortschritt der tausend kleinen lokalen Schritte nirgends als eine nationale „Tat" imponierte.

Während der langgezogenen Geburtswehen der Reform erschöpfte sich in Italien zudem in der Öffentlichkeit die Lust an der Kontestation. Dafür konsolidierte sich ein verhaltener Stolz über das Erreichte und ein vorsichtiges Bedürfnis nach Vertrauen. Auf dem Boden dieses Vertrauens gedeihen die Kontakte der fortschrittlichen psychiatrischen Kliniken Italiens mit den umgebenden Quartieren, mit den wachsenden Vereinigungen der Angehörigen und mit den nicht-psychiatrischen sozialen Institutionen. Davon profitieren die Patienten.

Antipsychiatrie ist in Italien kein wirksames Medienthema mehr. Während 5 Monaten täglicher Zeitungslektüre habe ich keinen einzigen vorwurfsvollen Beitrag über Patientenrechte gefunden, während mir in den heimatlichen Blättern gleich ein halbes Dutzend davon aufbewahrt wurde. Bei uns werden für die noch vorhandenen gesetzgeberischen Mängel traditionsgemäß die Psychiater gerügt und nicht die hierfür verantwortliche Legislative.

Freilich machen wir den Fehler, Vorstöße für differenziertere Psychiatriegesetze zu wenig zu unterstützen. Solche Gesetze werden zwar den Patienten nicht in erster Linie aufgrund ihrer Texte nützen, weil diese Notstandsklauseln enthalten müssen. Deren Handhabung hängt hier wie bei allen anderen Notstandsartikeln von der landesüblichen Praxis und von der richterlichen Kultur ab. Aber die öffentliche Diskussion solcher Gesetze gibt den Patienten, den Angehörigen, den Psychiatern und dem Pflegepersonal Gelegenheit, ihre jeweilige Realität vorzutragen. Nicht zu verachten sind Gesetze ferner als Bremsen für kulturelle Rückschritte, die auch – und besonders – in der Psychiatrie jederzeit drohen.

Auf Grund eines solchen gesetzgeberischen Prozesses hat der Kanton Tessin bis auf weiteres den „publizistischen Psychiatriefrieden" erreicht. Bis es auch in den übrigen Kantonen so weit ist, könnte sich die „Schweizer Arbeitsgemeinschaft psychiatrischer Chefärzte" selber entsprechende Richtlinien geben und diese in der Öffentlichkeit vertreten. Die „Schweizerische Gesellschaft für chemische Industrie" hat sich auf einem anderen Gebiet der öffentlichen Beunruhigung „Leitlinien zur Gentechnologie" gegeben (*NZZ* 10. 1. 1991, S. 22). Sie hat damit der Sache einen Dienst erwiesen. Die Sache der Psychiatriepatienten verdient mindestens einen analogen Dienst, auch wenn keine wirtschaftlichen Interessen hinter ihr stehen.

Die Richter, welche die Rekurse der Patienten zu behandeln haben, entwickeln sich regelmäßig zu Kennern der Realität von Kranken und Angehörigen und damit zu unseren und der Kranken Verbündeten (Buchser 1989). Wir sollten uns auch nicht gegen die in den Kliniken zirkulierenden Anwälte wehren, sondern sie gewähren lassen. Sie werden auf ihrem langen Marsch durch die Institutionen die Realität der Geisteskrankheit kennenlernen.

Seit über einem Jahr schreiben die Kollegen der jungen psychogeriatrischen Forschungsgruppe am Sacro Cuore Woche für Woche einen kurzen Beitrag unter dem Titel „Das dritte Alter" in das „Giornale di Brescia". So etwas zu tun müssen wir erst noch lernen.

Zusammenfassung

In den psychiatrisch entwickelten Regionen Italiens, vor allem in den nördlichen Landesteilen, existieren keine psychiatrischen Großkliniken mehr, in denen inakzeptable Zustände herrschen. Seit der Gesetzesreform von 1978 haben diese Kliniken keine Patienten mehr aufgenommen und dafür die Unterbringung der verbleibenden Langzeitkranken verbessert. Die Neu- und Wiederaufnahmen erfolgen in die neu geschaffenen, gesetzlich vorgesehenen Psychoseabteilungen der Allgemeinspitäler. In diesen liegen die Schwerpunkte der Therapie auf der psychopharmakologischen Akutbehandlung und der sozialpsychiatrischen Vorbereitung der Nachsorge. Diejenigen Patienten, die nicht in Kürze entlassungsfähig sind, werden in private, meist religiös geführte Psychiatriespitäler transferiert. Dieser Beitrag der katholischen Orden an die sozialen Aufgaben des Staates ist enorm und hat in der Schweiz kein Pendant.

Gemessen an internationalen Erfahrungswerten herrscht in Italien global ein erheblicher Mangel an Psychiatriebetten. Zwar existiert eine beschränkte Zahl kleiner staatlicher Übergangsheime und beschützter Wohnungen. Aber weder diese noch die zahlreichen Ambulatorien vermögen das Bettendefizit mit erschwinglichem Aufwand zu kompensieren. Erschwerend kommt, wie bei uns, die Alterszunahme der Bevölkerung hinzu (mehr Demenzen, weniger junge Pflegekräfte). Die Folgen tragen die psychisch Schwerkranken und ihre Familien. Die letzteren schließen sich immer mehr zu Vereinigungen zusammen, um ihre Anliegen in der Öffentlichkeit besser vertreten zu können.

Die gesetzlichen Patientenrechte sind in Italien weniger entwickelt als in der Schweiz. Insbesondere existiert in Italien keine obligate Rechtsmittelbelehrung für eingewiesene Kranke. Dennoch vertreten die italienischen Medien im Gegensatz zu den schweizerischen kaum je antipsychiatrische Standpunkte. Die italienische Psychiatrie verdankt dies dem rasanten Tempo der Verbesserungen, die sie im Lauf des vergangenen Jahrzehnts erreicht hat. Für den Effekt eines Fortschritts ist sein Gradient wichtiger als sein Status. Die Schweizer Psychiater sollten dieses Gesetz im Auge behalten.

Literatur

Buchser R (1989) Wie bewährt sich die richterliche Entlassung aus der psychiatrischen Klinik? Medizinische Dissertation, Zürich

Crepet P (1990) A transition period in psychiatric care in Italy ten years after the reform. Br J Psychiatry 156:27–36

Ernst K, Ernst C (1986) Italienische Psychiatrie. Augenschein in der Lombardei. Nervenarzt 57:494–501

Ernst K (1988) Praktische Klinikpsychiatrie, 2. Aufl. Springer, Berlin Heidelberg New York Tokyo

Ernst K (1990) Le istituzioni psichiatriche zurighesi: Forme, riforme e deformazioni. Trib Med Tricinese 55:522–529

Kunze H (1981) Psychiatrische Übergangseinrichtungen und Heime. Psychisch Kranke und Behinderte im Abseits der Psychiatrie-Reform. Enke, Stuttgart

Müller C (1981) Psychiatrische Institutionen. Springer, Berlin Heidelberg New York

KUNST UND PSYCHOPATHOLOGIE – EIN GEGENSATZ?

A. Bader

Sozusagen als Prolog sei hier kurz eine Geschichte vorausgeschickt, für die der Titel „Zwischen Wahn und Wirklichkeit“ (Bader u. Navratil 1976) gar nicht schlecht passen würde. Es war im Jahre 1945, vier Monate nach Kriegsende. In der Abteilung, in der ich als junger Assistent wirkte, gab es eine deutsche Patientin, die behauptete, die Gattin Hitlers zu sein. Täglich schrieb sie einen Brief an „Heilkönig und Kaiser Hitler“, und ich vermochte es nicht, sie davon zu überzeugen, daß Hitler tot sei. Offen gesagt: Ganz sicher stand das damals gar noch nicht fest. Und nun saß vor mir ein handfester Schweizer, ungefähr sechzig, der behauptete, er hätte mit einer weltweit gebrauchten Maschine Millionen verdient, doch hätten ihn „die Juden und die Bolschewiken“ (sic) schändlich ausgeplündert, so daß er jetzt fast mittellos aus Schweden in seine Heimat zurückkomme. In der Klinik fühle er sich zwar in Sicherheit vor seinen Verfolgern, doch krank sei er deswegen nicht.

Unter Assistenten hatten wir zu jener Zeit manchmal diskutiert, inwieweit ein Wahnsystem einer schöpferischen Leistung gleichkomme. Mich interessierte deshalb besonders die vom Patienten erfundene Maschine, die nur 6000 Franken koste, jedoch in Wirtschaften und Hotelbetrieben viel Zeitersparnis einbringe. Es handle sich nämlich um eine Silberputzmaschine – dazu brauche es nur einen Elektromotor und einen drehbaren Metallzylinder, gefüllt mit einer Menge Stahlkugeln: man schmeiße das Silbergeschirr hinein und es komme blitzblank wieder heraus!

Zwar lobte ich die Idee, doch der Patient meinte, man sähe mir meinen Unglauben an, es sei wohl besser, wenn ich mit einem Benützer der Maschine telefonieren würde. Es gäbe viele in Lausanne, z. B. im Hotel Beau Rivage. Zugestanden, ich dachte vorerst mehr an die „Gemeinsame“, wo ich den an Größen- und Verfolgungswahn leidenden Erfinder einer typisch schizophrenen Maschine vorstellen wollte, als an diesen doch sicher auch wahnhaften Wunsch meines Patienten. Als ich dann aber schließlich den Küchenchef des Hotels Beau Rivage am Telefon hatte und ihn fragte, wie man im Hotel das Silbergeschirr reinige, hörte ich ihn zu meinem Erstaunen sagen: „Ja, das ist ganz einfach – wir haben da eine Maschine mit einer Metalltrommel, gefüllt mit Stahlkugeln . . .!“

Diese Anekdote kommt mir jetzt vor wie eine Parabel der Psychiatrie der vergangenen 45 Jahre, so wie ich sie miterlebt habe. Wir glaubten seinerzeit steif und fest an die Wichtigkeit der Symptome – man sprach gerne von

Symptomkomplexen oder -verbänden –, die sich zwanglos zu einem verbindlichen Gesamtbild zusammenfügten wie ein Puzzle, und dabei vergaßen wir vielleicht fast, daß man auch ganz gesund aus der Reihe tanzen kann. Heute aber übersieht man gerne, daß es überhaupt so etwas wie eine Psychopathologie gibt, und mit einer Unzahl von Rating Scales wird eine Art Horoskop ausgearbeitet, aus dem – ob gesund oder krank – der zum Überleben notwendige chemische Beistand abgelesen werden kann. Das ist natürlich überspitzt ausgedrückt, doch da ich schon im Jahre 1958 vor der Schweizerischen Gesellschaft für Psychiatrie über die segensreiche Wirkung von Imipramin referiert habe (Bader 1959) und auch heute noch der Meinung bin, daß Roland Kuhn für seine ganz und gar auf klinischer Beobachtung fundierte Entdeckung ein Nobelpreis zustände, darf ich mir hier etwas Polemik erlauben. Und damit wollen wir uns jetzt meinem engeren Spezialgebiet, dem bildnerischen Ausdruck psychisch gestörter Menschen, zuwenden.

Als 17jähriger Mittelschüler bin ich vor dem Zweiten Weltkrieg in einem Antiquariat auf das 1921 erschienene Buch von Walter Morgenthaler „Ein Geisteskranker als Künstler" (Morgenthaler 1921) gestoßen und habe es mir für 90 Rappen erstanden. Ich war schon damals stark an der modernen Kunst interessiert und sofort fasziniert von den ungewöhnlichen Zeichnungen des schizophrenen Adolf Wölfli (Bader 1976a, b) wie auch von seinen im Buch wiedergegebenen Texten. Ohne Zweifel hat dieses Buch später einen Einfluß auf meine Berufswahl ausgeübt. Auch während meines Medizinstudiums haben mich psychologische Fragen zur Kunst und Kunstbetrachtung oft beschäftigt, und ich habe meiner Meinung in jugendlichem Drang in einer Studentenzeitschrift Geltung verliehen. Nach dem medizinischen Staatsexamen verließ ich die deutsche Schweiz, um an der psychiatrischen Universitätsklinik Lausanne, die damals noch *Asile des aliénés du Bois de Cery* hieß, meine erste Assistentenstelle anzutreten. Als mich Professor Hans Steck, der Klinikdirektor, in seinem Büro empfing, legte er zu meiner Überraschung ein Bündel Zeichnungen seiner schizophrenen Patientin Aloyse auf den Tisch. Wiederum war ich fasziniert – wie bei Wölfli. Einen Chef zu haben, der sich für solche Bilder interessierte, empfand ich als eine unerwartete Chance, zumal es in der Schulpsychiatrie jener Zeit nicht als seriös galt, sich mit „Kritzeleien von Geisteskranken" zu beschäftigen. Carl Schneider in Heidelberg – nicht zu verwechseln mit dem bedeutenden Kurt Schneider – hatte kurz vor dem Krieg den Nazis die Hand gereicht, indem er Produktionen von Kranken mit der als entartet erklärten modernen Kunst gleichsetzte und mit pseudowissenschaftlicher Akribie als Degenerationsphänomene verdammte. Bei manchen Psychiatern hatte das doch gewisse Spuren hinterlassen. Auch Walter Morgenthaler hat mir einmal gestanden, daß die Veröffentlichung seines Wölfli-Buches seiner Karriere als Psychiater eher geschadet hatte; er ist trotz seiner anderen großen Verdienste um die schweizerische Psychiatrie als ewiger Privatdozent gestorben.

Während meiner vier Assistenzjahre im Hôpital de Cery, das damals 700 Patienten beherbergte, habe ich sehr viele angetroffen, die den ganzen Tag schrieben, aber nur ganz wenige, die spontan zeichneten. Es blieben mir schließlich nur drei vom künstlerischen Standpunkt aus besonders interessante Fälle, für die ich von einer reichbebilderten Publikation träumte. 1952 konnte ich mein Bildmaterial Pablo Picasso vorlegen und sein unverhohlener Enthusiasmus bestärkte mich in meiner Ansicht. Es dauerte dann aber noch viele Jahre bis ich, mit Hilfe der chemischen Industrie, meinen Wunsch verwirklichen konnte. Endlich, im Jahre 1961, erschien mein erstes Buch „Wunderwelt des Wahns" (Insania pingens) in vier Sprachen, wobei es mir weniger um die psychopathologischen Merkmale als um die eminenten künstlerischen Qualitäten meiner drei Patienten (Aloyse, Jules Doudin und Jean Radovic) ging (Bader 1961). Zwar war der Widerhall in Künstlerkreisen groß, bei den Psychiatern jedoch fast gleich Null. Widerspruch erntete vor allem das für die damalige Zeit prophetische Vorwort von Jean Cocteau, der (ohne Kenntnis meines Textes) geschrieben hatte: „In diesem Buch liegen einige Zeichnungen von Geisteskranken vor. Sie beweisen einmal mehr, daß die Künstler, die am ausgeglichensten wirken – ein Rembrandt, ein Goethe – dem rätselhaften Schizophrenen gehorchen, das in ihnen haust, das in ihrer innersten Düsternis herumspukt und dessen ausführendes Werkzeug sie letzten Endes sind ... wo nicht, hat der Künstler nichts Starkes zu sagen."

Im Jahre 1955 hatte ich in Besançon Robert Volmat getroffen, der mit der Redaktion seines Buches „L'art psychopathologique" (Volmat 1956) beschäftigt war. Man muß sich darüber im Klaren sein, daß vor 1956, dem Erscheinungsjahr des Übersichtsbandes von Volmat, abgesehen von Morgenthalers Buch über Wölfli, eigentlich nur der in den Vorkriegsjahren von den Nazis verfemte, in Künstlerkreisen berühmte „Prinzhorn" von 1922 als Basisliteratur existierte. Hans Prinzhorns „Bildnerei der Geisteskranken" (1922) war unsere Bibel. Bis zum Zweiten Weltkrieg finden sich in der Literatur überhaupt nur 150 Arbeiten, die sich mit bildnerischen Produkten psychisch kranker Menschen beschäftigen.

Seinerzeit war es Prinzhorns unbestrittenes Verdienst, die gesamte Literatur genau studiert, eine umfangreiche persönliche Sammlung zusammengestellt, und aus alldem eine kluge Synthese erarbeitet zu haben. Man hat sein Buch oft genial genannt; überlegt man, wieviele seiner Ansichten noch heute aktuell sind, so verdient es sicher diese Bewertung. Der Untertitel „Ein Beitrag zur Psychologie und Psychopathologie der Gestaltung" zeigt, worum es Prinzhorn ging: er wollte dem Mysterium des schöpferischen Aktes näherkommen über das Verständnis jener Mechanismen, die dabei eine Rolle spielen und die bei psychisch Kranken offenbar deutlicher zu erkennen sind als bei Gesunden. Er war so kühn, zu behaupten, daß Kranke ohne jede Vorbildung, vor allem Schizophrene, manchmal Werke erschaffen können, die einen Platz im Reiche der Kunst beanspruchen dürfen. So hat er die kreativen Möglichkeiten von Patienten ins Licht gerückt zu einer Zeit, wo die meisten Psychiater in der Geistesstörung nur etwas Negatives, Zerstörerisches sehen konnten, nur einen Abbau früher vorhandener Fähigkeiten, eine Meinung, die sogar heute noch von manchen vertreten wird.

Es gab zwar in Frankreich einen Psychiater, der schon im Jahre 1907 ein prophetisches Buch publiziert hatte, von dem Prinzhorn zugestandenermaßen sehr stark beeinflußt worden war. Das Buch hieß „Die Kunst bei den Verrückten“ (L’Art chez les fous) und als Autor zeichnete Marcel Réja (1907). Alle Nachforschungen nach diesem Verfasser, von mir und von anderen Autoren, z. B. in der Nationalbibliothek in Paris, blieben erfolglos, bis eine junge Bibliotheksgehilfin im Hôpital de Cery auf die Idee kam, in einem alten französischen „Dictionnaire des pseudonymes“ nachzusehen. So wissen wir seit einigen Jahren, daß es sich bei Marcel Réja in Wirklichkeit um den Psychiater Paul Meunier handelte. Heute kennen wir auch seine Korrespondenz vom Ende des vorigen Jahrhunderts mit August Strindberg, wo er ebenfalls mit Marcel Réja zeichnete. Er hat es jedenfalls vorgezogen, sein revolutionäres Buch als Literat und nicht als Mediziner zu signieren.

In Réjas Buch finden wir – vor mehr als 80 Jahren formuliert – schon den Gedanken, daß die Gestaltungsvorgänge, die schöpferischen Mechanismen, beim psychiatrischen Patienten und beim Künstler im Grunde genommen identisch sind, daß also auch der Verrückte u. U. eine schöpferische Leistung vollbringen kann. Réja meinte, der Geisteskranke werde zum Opfer seiner eigenen Ideen, anstatt dieselben rational ordnen zu können. Zwar zeigten sich im schöpferischen Akt des Gesunden oft analoge Mechanismen, vor allem dann, wenn man gewohnt sei, den Begriff „Inspiration“ zu gebrauchen. Doch würde sich hierbei – und dies ist für Réja ein wesentlicher Unterschied – das vernünftige Ich nie sehr weit entfernen, es mache sich lediglich klein im Feuer der schöpferischen Tätigkeit. Dagegen sei diese Art Ausnahmezustand beim Verrückten von Dauer, weshalb sich bei ihm die Genese des Schöpferischen besonders gut beobachten ließe. Man hätte die Chance, das Wesentliche dort klarer zu erkennen.

Zur selben Zeit wie Réja hat der deutsche Psychiater Fritz Mohr eine Arbeit veröffentlicht mit dem Titel „Über Zeichnungen von Geisteskranken und ihre diagnostische Verwertbarkeit“ (1906). Mohr sah in den Zeichnungen seiner Patienten nur das Negative, das morbide Symptom als Gradmesser für Abbauprozesse. Ich erwähne seine Arbeit lediglich deshalb, weil sie – im Gegensatz zu Réja – den andern Pol der künftigen Forschungen repräsentiert, nämlich das Suchen nach charakteristischen Merkmalen von symptomatologischer Bedeutung in den Bildnereien der Kranken, allen voran der Schizophrenen. Prinzhorn hat dann als erster betont, daß es kein einziges Merkmal gibt, das eine Diagnose erlauben würde, daß nur beim Zusammentreffen mehrerer bestimmter Merkmale vom Kenner eine Verdachtsdiagnose vorsichtig formuliert werden dürfe.

Noch in den 50er Jahren haben sich viele Forscher auf die Symptomatologie der schizophrenen Bildnerei konzentriert, bis dann der Psychiater Helmut Rennert aus Halle im Jahre 1962 einen eigentlichen Merkmalskatalog veröffentlichte, der sich als Arbeitsinstrument brauchbar erwies und derartige Untersuchungen zum Abschluß brachte. Französische Autoren aus dem Kreis um Volmat, Rosolato und Wiart haben später noch versucht, mit Hilfe der Auswertung durch einen Computer in der Bildanalyse weiterzukommen, ein Versuch mit einem riesigen Arbeitsaufwand, der aber schon am methodologischen

Ansatz scheitern mußte. Nur das rein Formale, Äußerliche wurde erfaßt und die innere Dynamik der Bilder vollkommen vernachlässigt.

Der deutsche Psychiater Hemmo Müller-Suur hingegen lieferte 1953 einen wesentlichen Beitrag mit seinen phänomenologischen Untersuchungen des Symbolgehaltes schizophrener Bildnereien. Er betitelte die sonderbare Welt, die sich da offenbart, als „schizophrenen mundus fabulosus“ und wies nach, daß innerhalb dieses „mundus fabulosus“ verschiedene Abstraktionsgrade existieren, die als Bedeutungs- oder Sinnhorizonte für die Konstitution der imaginären Welt von Wichtigkeit sind. Er unterscheidet drei Sinnhorizonte, deren Abstraktionsgrad mit der Schwere der psychischen Störung zunimmt, während die Verständlichkeit abnimmt. Der erste Bereich entspricht den „mythologisch-archetypischen“ Weltbezügen mit Motiven aus dem kollektiven Unbewußten, wie sie in Märchen, Mythen und Legenden auftreten. Der zweite Bereich ist von „transzendental-formaler“ Symbolik mit Bildgehalten von mehr rationalem Charakter, an bedeutsame Zeichen, Zahlen und Begriffe gebunden. Im dritten Bereich, dem „irrational-transzendenten“ Sinnhorizont kommt dann die Sprache in Form von Titel, Wort und Schrift zur bildlichen Darstellung hinzu, und die Sinnbezüge sind nicht mehr rational definierbar. Diesen drei Sinnhorizonten, von denen der nachfolgende jeweils den vorhergehenden übergreift, schreibt Müller-Suur eine „verschieden weit reichende kompensierende Wirkung gegen die Destruktivität der schizophrenen Störung“ zu, indem sie der imaginativen Entfremdung sinnerhaltend entgegenwirken. Für Müller-Suur sind in diesen symbolischen Weltbezügen Ansätze zur Selbstheilung zu finden. Seine Sinnhorizonte sind aber auch deshalb interessant, weil sie nicht nur für psychopathologische Ausdrucksweisen gelten, sondern jeder künstlerischen Produktion, die dem Imaginativen entspringt, appliziert werden können, was strukturelle Vergleiche ermöglicht.

Im Jahre 1958 machte ich Bekanntschaft mit dem österreichischen Psychiater Leo Navratil. Er hatte damals systematisch den Figur-Zeichentest nach Karen Machover bei seinen Patienten angewendet. So konnte er nachweisen, daß die Besserung einer Depression in einer Zeichenserie mit dem Millimeterstab gemessen werden kann, oder auch wie ein Elektroschock eine zerfahrene Zeichnung plötzlich in eine geometrisch strukturierte umzuwandeln vermag. Bei diesen systematischen Zeichentests aber fand Navratil relativ oft Formulierungen, die ihm von künstlerischem Interesse schienen. Deshalb veranlaßte er in der Folge alle seine Spitalpatienten zum Zeichnen. Seither korrespondieren wir regelmäßig und diskutieren gemeinsam alle unsere Manuskripte, auch wenn wir nicht immer der gleichen Meinung sind – seit über 30 Jahren eine selten schöne Arbeitsgemeinschaft.

1965 publizierte Navratil sein erstes Buch „Schizophrenie und Kunst“. Sein Leitgedanke war, daß der schizophrene und – in der Kunst – der manieristische Stil identisch seien. Wie Gustav René Hocke in seinem berühmten Buch von 1956 „Die Welt als Labyrinth“ aufgezeigt hat, versteht er unter dem Begriff „Manierismus“ nicht nur ganz bestimmte Perioden in der Kunstgeschichte, sondern (im Gegensatz zur Klassik) eine besondere geistige Grundhaltung. Das

„Dionysische“ im Sinne von Nietzsche, die phantastische Imagination, die Traumwelt usw. – im Gegensatz zur naturalistischen Wiedergabe der realen Umwelt –, das alles gehört für ihn im weiteren Sinne zum Manierismus. Es mag nun auf den ersten Blick banal erscheinen, daß der Schizophrene, der in seiner eigenen Welt, in der Wahnwelt lebt, und die Realität verleugnet, sich eines Stils bedienen soll, der mit dem eigentlichen Stil des Imaginären identisch ist. Wer sich mit der Bildnerei der Schizophrenen näher beschäftigt hat, der weiß, daß es da kein naturalistisches Abbild der realen Umwelt gibt. Der Schizophrene produziert ausschließlich Bilder aus seiner inneren Welt. Doch hat Navratil das Verdienst, für die Analogie der beiden Stilarten theoretische Grundlagen geschaffen zu haben.

Ausgehend von der Idee, daß der Mensch dann schöpferisch ist, wenn er übernommene Schemata autonom bearbeitet, im Gegensatz zur imitativen Haltung, hat Navratil weitergeforscht. So gelang es ihm, all die Merkmale der schizophrenen Bildnerei nach dem Katalog von Rennert auf drei „schizophrene Gestaltungstendenzen“ zu reduzieren: erstens das Ausdrucksbedürfnis, das er im Sinne von „Physiognomisierung“ versteht, zweitens die Ordnungstendenz im Sinne der „Formalisierung“, drittens das Symbolbedürfnis, die „Symbolisierung“: es wird eine neue Bedeutung gefunden, ein Bedeutungsträger dafür geschaffen. Navratil erkannte nun aber, daß diese drei schizophrenen Gestaltungstendenzen – obwohl sie aus der Psychose stammen – keineswegs spezifische Kennzeichen einer Psychose sind, sondern zugleich die „kreativen Grundfunktionen“ des Menschen darstellen. Man findet sie nämlich nicht nur bei ganz andersartigen zerebralen Störungen (z. B. nach Hirntraumen, bei Aphasie, Schwachsinn usw.), sondern auch bei Gesunden, bei Kindern, bei Primitiven, in der Volkskunst, in der archaischen und exotischen Kunst usw. und vor allem auch in der sog. modernen Kunst. In der Optik von Navratil ist Kreativität ein generelles menschliches Phänomen, das in der Psychose besonders intensiv ausgelebt werden kann, weil dort die Gestaltungstendenzen am stärksten mobilisiert werden. Aus diesem Grund spricht er gerne von „Kunst aus der Psychose“ oder von „zustandsgebundener Kunst“, was von der heutigen Generation in Frage gestellt wird, trotz der vielen bekannten Fälle, bei denen eminent kreative zeichnerische Möglichkeiten mit dem Abklingen der Psychose auch wieder verschwanden (Bader 1973).

Nun, Navratils These von den drei „kreativen Grundfunktionen“ des Menschen findet ihre Bestätigung schon beim Kleinkind. Wenn man ihm früh Zeichenmaterial zur Verfügung stellt, drückt es sich bereits vor dem 2. Lebensjahr gern motorisch auf dem Papier aus, wobei die Hinundher-Bewegungen sehr rasch zu Schwungkritzeln werden. Gegen das 3. Jahr führt das dann zum mehr oder weniger zufälligen Finden der Rundform. Die derart abgegrenzte Fläche wird sofort durch Kritzelzeichen „markiert“, wobei es sich vorerst keineswegs um eine Physiognomisierung handelt, auch wenn das Resultat beim Betrachter den Eindruck eines Gesichtes hervorrufen sollte (Abb. 1). Wenn man dem Kind auf dieser Entwicklungsstufe ein Quadrat oder irgendeine andere geschlossene Fläche vorzeichnet, so wird es diese ebenfalls mit Kritzeln markieren. Die sy-

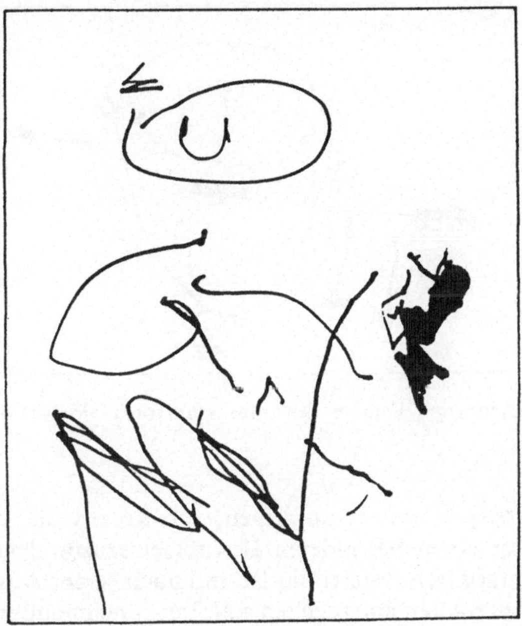

Abb. 1. Dreijähriger Knabe: Zufällig gefundene erste Rundform

stematischen Forschungen von Desmond Morris mit malenden Menschenaffen zeigen, daß diese genau gleich verfahren (Morris 1963). Doch der Affe bleibt auf dieser Stufe stehen; kein einziger Affe ist jemals bis zur bildnerischen Stufe einfacher Darstellungen vorgestoßen.

Das Kind hingegen, wenn es in seinen Kritzeleien gewisse vertraute Formen entdeckt, beginnt jetzt eine Beziehung zwischen diesen und ihm bekannten Objekten herzustellen. So gelangt es im 4. Jahr zur Darstellung. Es lernt die Rundform zu schließen, es entdeckt den Kreis. Mit einem Strahlenkranz wird er zur Sonne, mit Mund, Augen und Nase zum Gesicht (Abb. 2). Die bewußte Kreisform stellt die erste wichtige „Erfindung“ des Kindes dar, welche die anschließende Physiognomisierung erst ermöglicht; sie ist auch eine der ersten Formalisierungen der bisher ungeordneten Kritzelbewegungen. Und damit ist ein Symbol entstanden, denn sowohl Gesicht wie Sonne sind ein Sinnbild und nicht ein Abbild. Die drei kreativen Grundfunktionen des Menschen sind vom 4. Lebensjahr an wirksam, für Menschenaffen aber bleiben sie unerreichbar. Nun, die Beherrschung der Rundform war Voraussetzung für die Erfindung des Rades, das funktionell in der Natur nicht vorkommt und das dem Menschen erlaubte, die Welt zu beherrschen. Die kreativen Grundfunktionen sind damit nicht nur spezifische Eigenschaften, sondern eine Grundlage für die menschliche Zivilisation überhaupt.

Beim Weltkongreß für Psychiatrie, 1961 in Montreal, lernte ich den ungarischen Psychopharmakologen Roland Fischer kennen. Als Professor an der

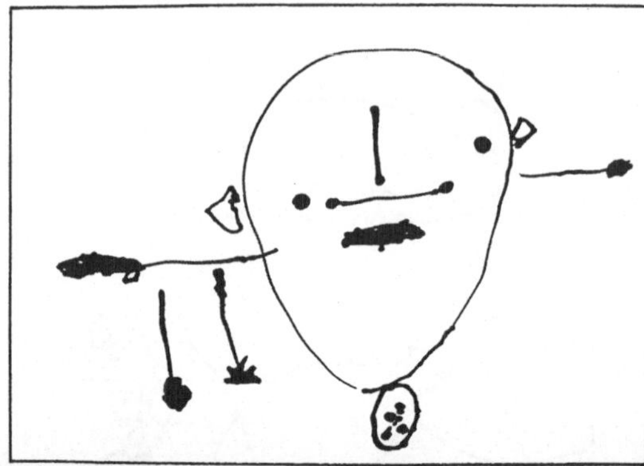

Abb. 2. Vierjähriger Knabe: Gewollte Rundform, Porträt des Vaters

Ohio State University konnte er aufzeigen, daß Kreativität vom biologischen Standpunkt aus an einen besonderen Bewußtseinszustand geknüpft ist, der elektroenzephalographisch feststellbar ist und nach seiner Ansicht der „göttlichen Inspiration" der Alten entsprechen soll. Bei zunehmender zentralnervöser Erregung geht unser aristotelisch-logisches Denken allmählich in ein symbolisches über und endet in einem abstrakt-geometrisch-ornamentalen-rhythmischen Erleben (1970). Fischer beruft sich dabei auf die von Heinrich Klüver 1942 beschriebenen „halluzinatorischen Formkonstanten". Ich möchte hier nur erwähnen, daß diese Formkonstanten in Zeichnungen von Schizophrenen besonders dann zutagetreten, wenn der Patient versucht, eine neue Struktur zu schaffen, d. h. wenn Selbstheiltendenzen zum Zuge kommen. Ich glaube auch, daß sie der Angst entgegenwirken, wie andere rhythmische Aktivitäten, z. B. rituelle Tänze oder die stereotyp rhythmische Musik, die junge Menschen ständig brauchen.

Weiterhin sehe ich einen Zusammenhang zwischen den Klüverschen Formkonstanten und den Schwingungsbildern, die man experimentell in Flüssigkeiten mittels Tonwellen provozieren und sichtbar machen kann (Bader 1984). Derartigen physikalischen Schwingungen sind alle flüssigen Körper, somit auch unsere sämtlichen Körperzellen unterworfen. So verfügen wir heute über ein biologisch-physikalisches Substrat, wenn wir versuchen, über die bei der Kreativität wirksamen Mechanismen eine etwas konkretere Vorstellung zu gewinnen.

Man kann die Probleme des künstlerischen Schaffens auch von einer anderen Seite her betrachten. Seit Freud wissen wir, daß unser Unbewußtes nicht nach den Prinzipien der Logik funktioniert, sondern daß es symbolisch vieldeutig, simultan mehrschichtig und außerhalb von Raum und Zeit ist. Es manifestiert sich in komplexen Bildern und entzieht sich der unmittelbaren sprachlichen Formulierung. Aus dem Urgrund der noch ungeformten Bilder schöpfen sowohl psychisch kranke als auch gesunde Künstler. Wo liegt der Unterschied?

Vor rund 20 Jahren habe ich ein schematisches Modell publiziert (Bader 1972), das – wie jedes Schema – komplexe Phänomene vereinfacht und sich damit selbst Grenzen setzt. Ich stelle mir den Ort, an dem unsere Träume entstehen, als einen Garten vor, der eingezäunt ist. In diesem Garten verliert das logische Denken seine Gültigkeit, man findet dort nur Irrationales. In privilegierten Momenten, wenn wir inspiriert sind, dürfen wir den Garten mit einem Fuß betreten. Dem Künstler ist es vielleicht zuweilen erlaubt, ganz hineinzugehen; das Tor des Zauns bleibt dann offen, und er kann jederzeit wieder hinaustreten. Der Schizophrene hingegen, der die Verbindung mit der Realität verliert, bleibt in diesem Garten eingeschlossen. Das Kranksein liegt nicht am Garten, denn dieser ist ja in jedem Menschen vorhanden. Die Krankheit Schizophrenie liegt vielmehr darin, daß das Tor des Gartens versperrt ist und der Kranke zum Gefangenen wird. Das Funktionieren des Tores gibt den Ausschlag: Pathologie einerseits, Gesundheit und sog. normale Kreativität andererseits.

Kunst wird nicht vom Alltagsmenschen geschaffen, der nur im Schlaf Zugang zu dem Garten findet und beim Erwachen all das beiseiteschiebt, was er im Traum hat wahrnehmen können. Doch die Bildnerei der Schizophrenen entsteht per definitionem in diesem Garten. Der Schizophrene wirft wohl dann und wann Unkraut, öfter aber eine besondere Blüte über den Zaun. Der gesunde Künstler muß die Gnade abwarten, das Tor des kreativen Gartens öffnen zu können; dadurch wird dieser zum eigentlichen „Zaubergarten". Bei der Rückkehr vermag der Künstler zu sortieren, was er nach Hause tragen will. Doch nicht selten bleibt der Garten verschlossen, wenn die Inspiration fehlt, und es gibt nur ungeduldiges Warten vor dem Tor.

Mein schematisches Modell ist zweifellos sehr einfach. Doch die Forschungen der Hirnpsychologen über den unterschiedlichen Funktionsstil der beiden Großhirnhemisphären haben ihm seither einen recht guten biologischen Untergrund verliehen. Danach erfordert die Möglichkeit, neue Formkombinationen zu erfinden, eine Gestalt zu erschaffen, die Mitarbeit der rechten, sprachlich kümmerlich versorgten Hirnhälfte – im Gegensatz zur sprachgewandten, dominanten linken. Deshalb betont z. B. der Psychoanalytiker K. D. Hoppe, der Künstler brauche „die Offenheit zwischen beiden Gehirnhälften, vor allem den Zugang zu der anderen Seite des Gehirns, d. h. zur rechten Hemisphäre, die auf das Erfassen der Gesamtgestalt spezialisiert ist" (1975). Die Analogie zwischen meinem Gartentor und dieser notwendigen Offenheit ist mehr als evident.

Die Ideen, die ich hier in großen Linien skizziert habe, trieben Navratil und mich Mitte der 70er Jahre dazu, uns in ein geradezu vermessenes Unternehmen zu stürzen: Wir wollten 50 Jahre nach Prinzhorn eine Bilanz ziehen und diese in einem ebenso umfassenden Buch publizieren. Schließlich ist unter dem Titel „Zwischen Wahn und Wirklichkeit (Kunst – Psychose – Kreativität)" (Bader u. Navratil 1976) ein Band mit mehr als 500 Abbildungen entstanden.

Navratil hat darin eine eigentliche „Theorie der Kreativität" entwickelt. Da Prinzhorn seinerseits 10 Fälle aus seiner Sammlung besonders behandelt hatte, haben wir 20 Fälle in den Mittelpunkt gestellt mit dem Anspruch, eine Art imaginäres Museum (im Sinne von André Malraux) der sog. psychopathologischen Kunst zu bieten. Mit seiner Vielfalt von verschiedenen Stilmöglichkeiten ist dieser Teil jedenfalls Zeuge dafür, daß solche Produktionen keinesfalls eintönig sind. Einerseits zeigen wir Berufskünstler die krank wurden, andererseits Kranke, die zu Künstlern wurden. Die Zeit hat uns recht gegeben: heute sind die letzteren von den Kunsthistorikern akzeptiert, und ihre Werke hängen in Museen. Dabei müssen wir uns darüber im klaren sein, daß eine kreative Leistung nicht als solche einen künstlerischen Wert beanspruchen darf. Kreativität an sich ist nur ein psychologisches Phänomen. Dagegen ist die künstlerische Wertschätzung Funktion der Rezeption des Werkes durch das interessierte Publikum, also eine soziologische und historische Gegebenheit.

Es war für mich ein großes Glück, im Jahre 1963 von Professor Christian Müller an die Psychiatrische Universitätsklinik Lausanne berufen zu werden, wo ich eine Forschungsstelle für Psychopathologie des Ausdrucks („Centre d'études de l'expression plastique") gründen konnte, die dann später in einer Professur ad personam gipfelte. Aus meinen wissenschaftlichen Anliegen am Rande der Psychiatrie entstand so eine offizielle Halbtagsstelle, die zwar ein Novum an einer schweizerischen Hochschule bedeutete, jedoch mit meiner Emeritierung nach 22 Jahren wieder ein Ende fand.

Wenn ich heute versuche, die drei Jahrzehnte, in denen ich mit rund 70 persönlichen Publikationen zum Thema Bildnerei und 14 Dokumentarfilmen aktiv teilnahm, etwas aus der Distanz zu überschauen, so ergibt sich doch ein recht abgerundetes Bild. Es ist nicht erstaunlich, daß sich die Forscher angesichts des gewichtigen Erbes von Prinzhorn vorerst hauptsächlich mit den Schizophrenen beschäftigten. Rennert (1962) hat die Untersuchungen über die Merkmale ihrer bildnerischen Produktion zum Abschluß gebracht, und Navratil (1969) hat sie definitiv entmystifiziert mit seinen schizophrenen Gestaltungstendenzen, die den kreativen Grundfunktionen des Menschen entsprechen. Damit teilte er die Ansicht des bedeutenden Psychiaters Manfred Bleuler, der seit langen Jahren postuliert hatte, es gäbe Schizophrenes im Gesunden, wie man immer auch Gesundes beim Schizophrenen nachweisen könne. Nach diesem wichtigen Schritt erstaunt es eigentlich nicht, daß man sich immer mehr auch den Bildnereien von Nicht-Schizophrenen zuwandte, daß man sich mit den Oligophrenen, den Hirntraumatikern, den Epileptikern (in der Beeck 1982), den Manisch-Depressiven (Navratil 1965), den Schizoaffektiven und schließlich den Borderline-Fällen (Bader 1983) abgab. So haben wir gelernt, daß es andere pathologische Umstände gibt, die die schöpferischen Fähigkeiten positiv zu beeinflussen vermögen, oder anders ausgedrückt, daß psychische Krankheit nicht unbedingt nur etwas destruktiv Morbides sein muß. Psychopathologische Störungen können sich auch produktiv auswirken, wahrscheinlich – um mit den Neuropsychologen zu sprechen – weil sie die eminent kreativen Funktionen unserer rechten, vernachlässigten Hirnhälfte freisetzen.

Der Berner Psychiater Theodor Spoerri hat schon 1972 in seinem Text im Katalog der von Harald Szeemann genial konzipierten *documenta 5* in Kassel postuliert, man könne beim Schizophrenen nicht nur Zeichen der Regression, sondern auch solche der „Hyperreflexion" nachweisen. Er hatte diesen Terminus gewählt in Anlehnung an meinen Vorschlag, das schöpferische Verhalten „hyperphren" zu nennen, im Gegensatz zum Verhalten des Durchschnittsbürgers, der im „normophrenen" Zustand z. B. seine Steuererklärung ausfüllt. Der Begriff „hyperphren" ist neutral gedacht, ohne jede Wertung im Sinne von krank oder gesund. Man kann dann sagen, eine Zeichnung eines Schizophrenen sei hyperphren, während ein hyperphrenes Werk keineswegs unbedingt von einem Kranken stammen muß. Für mich ist ein Bild von Paul Klee ebenso hyperphren wie eine Zeichnung von Aloyse, und Klee war ganz sicher nicht psychotisch. Damit trifft man sich auch mit Jean Dubuffet, der seit Beginn der von ihm geschaffenen Art-brut-Bewegung behauptete, es gäbe ebensowenig eine psychopathologische Kunst wie eine Kunst der Darm- oder Meniskuskranken.

Von Untersuchungen der besonderen Bildnerei der Schizophrenen sind wir so, langsam aber sicher, zu Forschungen über die Hintergründe der menschlichen Kreativität gelangt. Was der gute Doktor Meunier, alias Marcel Réja, vor 80 Jahren voraussagte, hat sich bestätigen lassen: „Die psychischen Störungen sind geeignet, das Auftreten einer komplexen künstlerischen Aktivität auszulösen", und: „Die psychischen Bedingungen, die der Verrücktheit und dem Schöpferischen Pate stehen, ermangeln übrigens nicht der Verwandtschaft: der Verrückte läßt auf überbetonte Weise das in Erscheinung treten, was beim Künstler nur diskretes Anzeichen bleiben wird (Raja 1907). Und von diesen psychologischen Voraussetzungen her sind wir schließlich zu biologisch bedingten Faktoren gelangt, die von einer anderen Seite aus die schöpferischen Fähigkeiten beeinflussen.

Man könnte der Ansicht sein, wir hätten uns damit reichlich von der Psychopathologie entfernt. Ich teile diese Ansicht nicht, ganz im Gegenteil. Ich bin überzeugt, daß uns all diese Erkenntnisse nicht nur gelehrt haben, den Patienten als Menschen besser zu verstehen, sondern daß sich auch unsere Einstellung ihm gegenüber verändert hat, daß wir ihm anders entgegentreten. Mehr und mehr sehen wir in ihm – wie K. P. Kisker es ausdrückt – „die Kehrseite unsererselbst", und dies keineswegs mehr in einem nur negativen Sinne!

Literatur

Bader A (1959) Kasuistischer Beitrag zur ambulanten Behandlung mit Tofranil. 129. Vers Schweiz Ges Psychiat, Basel 1958. Schweiz Arch Neurol Neurochir Psychiat 84:316–318

Bader A (1961) Wunderwelt des Wahns (Insania pingens). Mit Beiträgen von Jean Cocteau, Georg Schmidt und Hans Steck. Ciba, Basel/DuMont-Schauberg, Köln

Bader A (1972) Zugang zur Bildnerei der Schizophrenen vor und nach Prinzhorn. Confinia Psychiat 15:101–115 (abgedruckt in Bader 1975)

Bader A (1973) Banalité, créativité, psychose. Expression et Signe 3 (3):117–128

Bader A (Hrsg) (1975) Geisteskrankheit, bildnerischer Ausdruck und Kunst. Eine Sammlung von Texten zur Psychopathologie des Schöpferischen. Huber, Bern

Bader A (1976a) Zur Rezeption von Wölflis Kunst im Verlaufe der Zeit. In: Adolf Wölfli, Katalog Kunstmuseum Bern. Basilius Presse, Basel

Bader A (1976b) Adolf Wölfli (1864–1930). In: Dickerhof U, Giger B (Hrsg) Tatort Bern. Zytglogge Verlag, Bern

Bader A (1983) Existentielles Leiden im bildnerischen Ausdruck von Borderline-Patienten. Schweiz Arch Neurol Neurochir Psychiat 132:55–75

Bader A (1984) Menschliche Kreativität und Wahnsinn. Hexagon (Roche) 12 (5) Suppl 1984

Bader A, Navratil L (1976) Zwischen Wahn und Wirklichkeit. Kunst – Psychose – Kreativität. Bucher, Luzern

Beeck M in der (1982) Merkmale epileptischer Bildnerei. Huber, Bern

Fischer R (1970) Über das Rhythmisch-Ornamentale im Halluzinatorisch-Schöpferischen. Confinia Psychiat 13:1–25 (z. T. abgedruckt in Bader 1975)

Hocke GR (1957) Die Welt als Labyrinth. Manier und Manie in der europäischen Kunst. Rowohlt, Reinbek, Hamburg

Hoppe KD (1975) Die Trennung der Gehirnhälften. Psyche 29:919–940

Klüver H (1942) Mechanisms of hallucinations. In: McNemar Q, Merrill MA (eds) Studies in personality. McGraw-Hill, New York

Mohr F (1906) Über Zeichnungen von Geisteskranken und ihre diagnostische Verwertbarkeit. J Psychol Neurol 8:99–140

Morgenthaler W (1921) Ein Geisteskranker als Künstler. Bircher, Bern

Morris D (1963) Biologie der Kunst. Rauch, Düsseldorf

Müller-Suur H (1953) Über die Wirksamkeit allgemeiner Sinnhorizonte im schizophrenen Symbolerleben. Stud Generale 6:356 (Zusammenfassung in Bader 1975)

Navratil L (1965) Schizophrenie und Kunst. dtv No. 287. Deutscher Taschenbuch-Verlag, München

Navratil L (1969) Psychose und Kreativität. Hippokrates 40:597–602 (abgedruckt in Bader 1975)

Navratil L (1978) Johann Hauser. Kunst aus Manie und Depression. Rogner & Bernhard, München

Prinzhorn H (1922) Bildnerei der Geisteskranken. Springer, Berlin (Neudruck der 2. Aufl, Springer, Berlin 1968)

Réja M (1907) L'Art chez les fous. Mercure de France, Paris 1907 (Auszüge in deutscher Übersetzung abgedruckt in Bader 1975)

Rennert H (1962) Die Merkmale schizophrener Bildnerei. Fischer, Jena (2. erweiterte Aufl 1966)

Spoerri T (1972) Identität von Abbildung und Abgebildetem in der Bildnerei der Geisteskranken. In: Ausstellungskatalog documenta 5. Bertelsmann, Gütersloh 1972 (Auszug abgedruckt in Bader 1975)

Volmat R (1956) L'art psychopathologique. PUF, Paris 1956

WIE SCHAUT DIE GEGENWÄRTIGE PSYCHIATRIE DEN MENSCHEN AN?

K.P. Kisker

Dieser Titel darf, muß vielleicht auch umgedreht gelesen werden: Wie schauen die Menschen gegenwärtig die Psychiatrie an? Oder auch: Wie schauen die Menschen, welche in den demokratisch regulierten Schaltstellen der Macht – d. h. der monetären Verteilung – der Psychiatrie einen bestimmten gesellschaftlichen Ort zuweisen und von ihr damit ebenso bestimmte soziale Funktionen erwarten, jene Mit-Menschen auf der anderen Seite an, welche der Aktion der psychisch Robusten durch das Instrumentarium „Psychiatrie" sowohl vom Halse geschafft als auch nahegebracht werden können.

Wir leben, wie es scheint, auf den offiziell durch und durch aufgeklärten Menschen zu, multimedial synchron getrimmt. Die Präsidenten der großen Mächte geben in Reden und Büchern ziemlich gleichlautende Orientierungsrahmen, darin Konzepte menschlichen Sollens popularisierend, welche von den Wissenschaftlern der Natur, der Technik, des Sozialen, zumal der Ökonomie zuvor mit Fleiß erarbeitet und durch Geist-Schreiber verständig aufbereitet worden sind. Seit J.F. Kennedy hat natürlich auch die Kritik der „kalten Unbarmherzigkeit" der noch nicht voll informierten, voll formierten Gesellschaft gegenüber ihren *Behinderten* einen pflichtgemäßen kleinen sozialethischen Ort in der so vermittelten umfassenden „Weltordnung".

Sehen die Menschen, sehen wir psychiatrischen Profis den Menschen in schwerer psychischer Not heute angemessener, unterstützender als die Misericordia des Mittelalters, als die absolutistische Administration des 17. Jahrhunderts, die patriarchale Pädagogik der Romantik, die Abführung zur Hospitalarbeit in der Industrialisierung, als die Aushungerung und Tötung unter der falschen genetischen Prämisse völkischer Gesundung, als die kalmierende chemische Zurichtung zur standardisierten soziotherapeutischen Vor- und Nach-Sorge von heute?

Selbstverständlich läuft vieles in der gegenwärtigen Psychiatrie menschlicher: sensibler, behutsamer, zivilrechtlich korrekter, ethisch reflektierter.

Indessen: Es zeichnet sich ab, was K. Dörner einen „Beschleunigungsschub" in der sozialpolitischen Neubewertung jener Zweidrittel der Menschen nennt, welche in den Nationen, die sich als „entwickelt" bezeichnen, als produktive, d. h. Maschinen zur Herstellung von Maschinen oder Konsumgüter Schaffende oder Dienste leistende Kräfte nicht mehr gebraucht werden. Alle Arbeitslosen diesseits der Berentungsgrenze, Rentner und Behinderte aller Kategorien organisieren sich mehr oder minder effektiv, wenn es um die Verteilung des Sozialbudgets geht. Unter den Kranken und Behinderten haben allerdings die psychisch Leidenden einen vergleichsweise schlechten Stand. Die Verbandsaktivitäten der Angehörigen psychisch Kranker sind politisch ziemlich schwach. Organisierte Selbsthilfe gibt es so gut wie keine. Die professionellen Psychiatrieverbände sind zerstritten über das Woher psychischer Krankheiten. Das macht es den Administratoren der Kranken- und Sozialversicherungen leicht, Entscheidungen über das Wohin mit den psychisch Kranken unter Billigkeitserwägungen zu treffen. Da die Psychiatrie, welche sich den Politikern des Gesundheitssystems als integrierte klinische Disziplin angedient hat, um sich ihr Stück vom riesigen Verteilungskuchen dieses Systems abschneiden zu können, den Nachweis führen muß, daß sie zumindest Zweidrittel ihrer Patienten in „Liegezeiten" durchkuriert und entlassungsfähig gemacht hat, welche denjenigen der Chirurgie und Inneren Medizin zumindest nahekommen, erlangen die Chroniker oder chronischen Pendler unter ihren Patienten bald den ökonomisch und therapeutisch minderbemittelten Status des „Pflegefalles". Sie stehen zur Verschubung in den flankierenden „Heimsektor" oder in jene Langzeitbereiche der Landeskrankenhäuser an, deren abgesenkter Personalschlüssel qua „Selbstkostenblatt" für den Behandlungsträger kontrollierbar gemacht werden muß. Gemeinsam mit der öffentlichen Hand wachen diese „Kostenträger" darüber, daß die Patienten in den Hospitälern entsprechend sortiert, in der Verwaltungssprache „homogenisiert" zu führen sind: administrativ verbrämte Vorbereitung auf den schönen sozialen Tod. In Gegenden mit aktiven sozialpsychiatrischen Ambulanzdiensten mag es gelingen, einen Teil der zu verwahrenden Pflegebefohlenen in extramuralen Lebe-Nischen über Wasser, d. h. über dem seit Reagan weiland in Kalifornien initiierten Slum-Status zu halten.

Damit ist der soziale Ort chronisch psychisch Kranker innerhalb der bald anstehenden Zweidrittel-Überflüssigen in der High-tech-Sozietät umrissen: Vielleicht etwas überzeichnet, bitter, an der Optik der Psychiatrie-Offiziösen gemessen, aufmüpfig. Hätte ich anders ansetzen sollen? Als ich vor Jahren mit Christian Müller durch das „Cery" schritt, sah ich geschonte, beschützende Szenen des Lebens ruhig gewordener (nicht gemachter) „Langzeitkranker". Wer kennt sie nicht? Die Absenz von Heerscharen soziotherapeutischer Animateure bedeutet hier nicht Notstand, nicht Entbehrnis. Bei allem psychotherapeutischen und pharmakotherapeutischen Bemühen bleibt ein kleiner gewordener Anteil „Chronischer", welcher besonderen Respekt heischt, da er nichts mehr einzuklagen imstande ist.

Die Psychiatrie steht in der Aporie, ihre unbeirrbaren „Irren" vor den Gesundheitsadministratoren, die doch verlängerter Arm des souveränen Volks sind, leugnen zu müssen und sie gleichwohl zu verantworten. Es ist erst wenige Jahre her, daß ein diese Verantwortung mißverstehender Enthusiasmus, welcher sich „sozialpsychiatrisch" nannte, zu einem Stern-„Marsch" auf die Bonner Demo-Wiese mit der Parole aufrief, die psychiatrischen Hospitäler, zumindest die großen, abzuschaffen. Es waren und sind nicht die schlechteren Psychiater und ihre Heilhelfer, welche sich an dem aus einem Versorgungs-Nichts ins politische Versanden hinein konstruierten „italienischen Modell" und daran berauschten, daß eine illuminierte Sozietät Abertausende moderner Gheels schaffen könne. Wie die Psychiatrie die psychisch Kranken anschaut, bemißt sich an der Optik ihres „harten Kerns".

Der Verführungen sind viele, an diesem mit betreuerischer Knochenarbeit nicht zu bereinigenden Bodensatz irreversibel elementar hilfsbedürftiger Psychotiker, Alterskranker, Oligophrener usw. vorbeizusehen, vorbeizuforschen und vorbeizureden. Im Basisterrain geschlossener Langzeitstationen wird noch unter den postmodernen Bedingungen neurochemischer und milieutherapeutischer Verhaltensbegradigung Gewalt entfesselt und mit Gegengewalt beantwortet. Publik werden diese psychiatrischen Hinterhöfe erst und nur dann, wenn es in ihnen zu Lagen kommt, welche rechtlicher Durchdringung bedürfen. Wer hier, und zwar im Schichtdienst, also krankenpflegerisch arbeitet, wird über kurz oder lang in Verfassungen geraten, welche mit dem schlichten Wort „Erschöpfung" angemessener bezeichnet werden als mit „Burn-out-Syndrom". Exkurs: „Burn-out"-Kenner der amerikanischen Forschungs- und Therapieszene räumen dies unumwunden ein – wurde lanciert, um einen neuen Forschungsmarkt zu erschließen. Seine Propagierung hat dies Kunstphänomen inzwischen zum guten Ton zumal psycho- und soziotherapeutischer Institutionen gemacht, welche auf sich halten. Seit es ihn nun gibt, diesen narzißtisch-griffigen Artikel, wird er in den Star-Institutionen bei jedem zweiten Teamgespräch per „small talk" gehandelt. Mit ihm wird der jeweilige Krankenstand reguliert und kalkuliert. Er verschafft Projektmachern und Drittmittel-Einwerbern noch Jahre wissenschaftlicher Marktmachung. Idealisierende Therapie-Anspruchlichkeit u. a. wurden als Determinanten dieses Komplexes institutioneller Hypochondrie bereits ermittelt. Weitere Bedingungen sind in der Forschungs-Mache. Es kann geraten werden, den Artikel einmal auf das hin abzuklopfen, was an Identifikation mit dem Patienten in ihm stecken mag. Daß er sogleich klinizistisch als Burn-out-„Syndrom" eingeführt und mit einem Adjektiv benannt wurde, welches nach (schlechter) psychiatrischer Sprachtradition chronisch Psychotischen vorbehalten war, könnte für Mimikry sprechen, für den mehr oder minder bewußten Versuch der Therapeuten, sich ihnen anzunähern, für die Aktivierung eigener Patienten-Seiten.

Sieht man von der Kriminalpublizistik ab, wird die Anschauung des psychisch Kranken in der Öffentlichkeit durch Herausfilterung der transpersonalen und transsozialen Wucht seines Leidens bestimmt. Argumente und Begriffe, welche der Enthärmung des Katastrophalen dienen, werden von einer bestsellerisch effektiven Sektion psychologischer und psychiatrischer Autoren eifrig bereitgestellt. Von Publizisten der nächstbesseren Riege zu aufklärungs- und ratgeberischen Postillen ausgewalzt, gerät psychisches Kranksein für das wohlinformierte Lieschen Müller zum „Du hast ein Problem", dies mit beigepackter Rezeptur: Lern es „systemisch" sehen oder geh es kosmisch an oder helf Dir aus dem Helfen heraus etc. Es gibt kaum mehr einen Patienten, jedenfalls keinen von der zerrüttungsärmeren Sorte, keinen Angehörigen, welcher ohne solche elevierenden Wegweisungen ist. Man fühlt sich ins Ende des

18. Jahrhunderts zurückversetzt, als Aufklärung und kollektive Hypochondrie grassierten.

Psychisch Kranke, soweit sie nicht, wie Christian Müller einmal schrieb (pers. Mitteilung) „im Kopf invalid“ sind, werden heute oft und zunächst in „psychotherapeutisch-psychosomatische“ Einrichtungen und Dienste gewiesen und in deren wohlmeinend-beherzten Verrichtungen versuchsweise zu „Hast-Du-ein-Problem-Menschen“ aufgearbeitet oder umtrainiert. Es ist verständlich, wenn dieser weniger dornenvolle therapeutische Weg gewählt wird. Einigen wenigen, im Aufwind ihres Leidens, hilft diese Prozedur. Viele andere werden überfordert und auf eine Verantwortung zur Selbstverwirklichung hin angesprochen, welche sie nicht mehr oder noch nicht leisten können, jedenfalls nicht unter dem heftigen und kurzen therapeutischen Atem, dessen Takt die Versicherer ansagen.

Als Oldtimer im Abgang aus dem Psychiatrie-Terrain, gerate ich in den Verdacht, zu überzeichnen, Opfer eines Ressentiments gegenüber einer jungen, optimistisch auf Ausarbeitung, damit auf Beseitigung psycho*patho*logischer Problematiken drängenden Therapeutengeneration zu werden. Und in der Tat läßt sich das, was zur öffentlichen und professionellen Sicht auf den psychisch Kranken heute zu erkennen ist, verhaltener und damit wahrscheinlich wirksamer sagen. Das tut Finzen (z. B. 1984) seit zumindest einem Jahrzehnt in Vorträgen und Aufsätzen. Sie geben mir einen guten Grund, ihn, was dies Thema angeht, nicht zu wiederholen.

Sollte ich den „Geist“ der Psychiatrie beschwören, nach ihren spirituellen Wurzeln im komplizierten Geflecht gegenwärtiger Pluralismen graben? Ich fürchte, daß ich dabei kaum mehr zustandegebracht hätte als eine Reprise der Aufsatzsammlung, welche von Tellenbach (1987) vorgelegt worden ist. Der Psychiatrie ihren psychologischen Ort innerhalb von „Weltanschauungen“ zuzuweisen, wie das der philosophisch debütierende Psychopathologe Jaspers (1946) versuchte, ist angesichts der unheimlichen Transformierungen dieser Welt während dieses Jahrhunderts kaum mehr möglich. Den „Wandlungen des Menschenbildes in der Psychiatrie“ ist Benedetti (1959) in seiner Antrittsvorlesung 1958 uneinholbar nachgegangen. Drei seiner Gedanken seien erinnert: Daß „der Gegenstand unserer Forschung, die menschliche Psyche, von derselben Größenordnung ist, wie der Untersucher selber“, daß „die ganze Geschichte der Psychiatrie ... keine einfache Sequenz von wissenschaftlichen Entdeckungen, sondern zugleich die Entwicklung eines moralischen Anliegens“, ja daß „die Psychiatrie auch die Wissenschaft von dem“ sei, „was dem Kranken und dem Gesunden im relativen Grade gemeinsam ist“. Die Substanz dieser Sätze ist für mich gültig, allenfalls erläuterbar. Doch auch das hat dieser kontinentale Promotor einer Psychosen-Psychotherapie in seinem Werk „Klinische Psychotherapie“ längst geleistet.

Man gestatte mir also, aphoristisch zu sein. Die Psychiatrie hat alle Gründe, ihre Patienten vor sich in Schutz zu nehmen. Gemeint sind ihre technischen Möglichkeiten, die nicht zu eskamotierenden biologischen Halterungen psychischer Krankheiten genetisch und/oder chemisch anzugehen. Gemeint sind ebenso die psycho- wie auch milieutherapeutischen Dressate. Wo blindlings Technikern vertraut wird, bleibt die Kultur des Zuhörens und bedachtsamen Antwortens auf der Strecke. Diese ist nicht identisch mit „neuer Einfachheit", eher eine im Tiegel der Gegenübertragungseinsichten S. Freuds gehärtete psychiatrische Tradition. Wer den psychisch Kranken partout über den Tisch, zur vermeintlichen gesunden Seite hin ziehen will, wird häufig genug scheitern und sich noch dadurch aus dem Schneider ziehen, daß er die Gründe dieses Scheiterns in den von ihm zum verantwortlichen Partner aufgeblasenen Patienten verlagert. Sogenannte Konzept- und Strategiediskussionen in Therapeutengruppierungen, welche für sich in Anspruch nehmen, „sozialpsychiatrisch" und damit „fortschrittlich" zu sein, beruhen auf solchen bilateralen Moralprämissen. Auf der anderen Seite geht der jenseits aller Moral sich wähnende, durch Dutzende von Symposien gestählte „Psychopharmakotherapeut" seinen Erbsenzähl-Weg und schlägt ins psychotische Dickicht die Schneise der Wandlung des schwierigen psychisch Kranken in den werkstatt- und heimfähigen neurologisch Behinderten mit unkenntlich gewordener psychischer Restsymptomatik.

Kann dies, darf dies öffentlich gemacht werden? Ich denke: ja. Ein vernünftiges Beispiel für ein aus Forschung zur Hilfe, aus Hilfe zur gesundheitspolitischen Initiative werdendes Zusammengehen von Wissenschaft und Öffentlichkeit ist das Thema der *Angehörigen*. Es ist schwierig, aber nicht unmöglich, Konsens und Durchsichtigkeit auch bei so heiklen Themen der Einschätzung therapeutisch eröffneter Perspektiven und ebenso therapeutisch bewirkter Schadensrisiken zu erreichen. Dazu bedarf es zuerst und zunächst eines Umlernens der Professionellen. Solange diese sich in die dogmatische Brust werfen und etwa ein Absehen von Neurolepsie bei Psychosekranken, von analytischer oder wie auch immer vorgehender Psychotherapie bei Neurosekranken als unterlassene Hilfeleistung und Kunstfehler deklarieren, ist kein Land in Sicht für die von vielen – auch vom Patienten – mitzutragende Klärung des nächsten therapeutischen Ortes.

Die Psychiatrie wendet sich – darin der Theologie und Justiz ähnlich – an den Menschen in seiner totalen Personalität. Nicht an den gefestigt oder zweifelnd Glaubenden, nicht an den Widersetzlichen zwar, sondern aus welchen biologischen oder psychosozialen Gründen immer verletzt oder verletzlich Gewordenen. Stärker als andere gesellschaftliche Veranstaltungen, welche sich wissenschaftlicher Legitimierung rühmen können, ist sie in die jeweilige Ethik der Sozietät eingebunden. Sie hat den immer hektischer hergestellten und schon beinahe verbrauchten Leit-Produkten dieser Sozietät, ihren Wertungen und Umwertungen zu folgen und zu genügen. Auch die Menschen, die dann zu freiwillig-unfreiwilligen Empfängern psychiatrischer Dienstleistungen wurden, sind so geprägt worden. Mit dem Erkranken setzt dann so etwas wie eine Phasenverschiebung ein: Die Sozietät rollt weiter, produziert und konsumiert unter der Fiktion eines linearen Fortschritts ohne sonderliches Bewußtsein endloser eigener Rotation ihre Werte; der teils durch seine Krankheit, teils durch unsere Institutionen vom Informations-, Übungs- und Bewährungsgeschehen mehr oder minder abgeschottete Patient sucht dem Geschehen „draußen“ noch eine Weile nachzulahmen, ermattet dann und wirkt schließlich eigenweltlich, ahistorisch. Nun kommen wir, die Therapiemediatoren, und sehen u. a. unsere Aufgabe darin, was in der großen Arena draußen gang und gäbe ist, in die psychiatrische Eremitage zu tragen. Das geht in Ordnung, wenn dabei gewissermaßen homöopathisch vorgegangen wird, wenn also die Hektik-Masse „drinnen“ (im Gruppenraum, in der Sprechstunde, im Patiententreff oder wo auch immer) in Dezimalverreibung angeboten wird.

Therapie, biologische wie psychosoziale, sollte „mit der Zeit“ – wie Ciompi (1988) das ausdrückt – arbeiten. Bisweilen hat sie ihren günstigen Ort für kurze Zeit; häufiger muß man ihr, dem Patienten und sich Zeit, lange Laufzeit, einräumen. Daß den Gesundheitsökonomen diese Geduldsprobe lästig ist, wurde oben gesagt. Den Therapeuten gerät sie häufig zur Zumutung, da deren Training und Selbstverständnis auf schnelle Krisenhilfe qua Konfliktaufarbeitung eingestellt ist. Die nächsten Angehörigen haben den Ausfall der vom Patienten bis dahin gebrachten Homöostaseleistungen auszugleichen und mitzutragen. Und der Patient lebt und erlebt zermürbt auf dem Gradienten der Verzweiflung im Risiko suizidalen Bilanzierens.

Wie der psychisch Kranke angespornt, wie er verstanden, mißverstanden, unterstützt oder im Stich gelassen wird, hängt zuerst und zunächst von den sozioökonomischen und kulturellen Rahmenbedingungen ab, welche ihrerseits sein mitmenschliches Lebensfeld imprägnieren. Dort wie hier kommen alle Vor-Urteile zum Zuge, welche für „Irre“, „Blöde“, „Narren“ und „Pinsel“ seit je tradiert wurden. In ihnen schwingt stets mit: „tua res agitur“. Die Angst also, zum nämlichen „Fall“ zu werden, die Verstörung durch das, was die Begegnung mit dem Chaotischen im Patienten an eigenem subliminalen Chaos aufwirft. Abwehrende Abkehr in emotionell gezügelte Zuwendung umzubilden, ist hier die ebenso heikle wie notwendige Aufgabe therapeutischer Unterstützung der Angehörigen. Seit die Therapeuten die Anklage gegen sie eingestellt haben, wird ihnen und ihrem Tun sichtlich wieder mehr Vertrauen geschenkt. Wir psychiatrisch Professionellen sind ungleich besser dran als die betroffenen Nächsten. Wenn wir uns auch nicht mehr das Fallen und Zerfallen des Patienten als klassifikablen Fall auf Distanz halten, wenn wir uns vielmehr auf die Fülle der Irritationen einlassen, die er uns entgegenlebt, haben wir den Schutz staatlich, ständisch und wissenschaftlich akkreditierter Institutionen im Rücken (bis hin zum Grenzfall der „Supervision“), sind wir vertraut mit eigenen Eruptionen und deren mehr oder minder geschulter Umsetzung in Empathie aus stärkerem Ich.

Zwischen den makrosozialen „Verhältnissen“ und den mikropsychologischen sowie mikrosozialen Prozessen in und zwischen unseren Patienten tut sich also ein zwar nicht sonderlich breiter, aber Wirken ermöglichender Saum für Rekonstruktion auf. Wie diese rekonstruktive Menschenbildnerei *kultiviert*, nicht aus Kulten, Subkulturen oder aus blinder Spontanitätsgerechtigkeit zu leisten ist, wird für ihre luzideren Repräsentanten Maxime fortzubildender Psychiatrie-*Kultur* bleiben.

Literatur

Benedetti G (1959) Wandlungen der Menschenbilder in der Psychiatrie. Schweiz Med Wochenschr 89:751

Ciompi L (1988) Außenwelt – Innenwelt. Vandenhoeck & Ruprecht, Göttingen

Jörner K, Ploog U (1984) Irren ist menschlich. Psychiatrie-Verlag, Rehburg-Loccum

Finzen A (1984) Psychiatrie – Politik – Ethik, Wende in der Psychiatrie? Spektr Psychiat 13:198

Jaspers K (1946) Psychopathologie, 4. Aufl. Springer, Berlin Göttingen Heidelberg

Tellenbach H (1987) Psychiatrie als geistige Medizin. Verlag für angewandte Wissenschaften, München

DIE IDEE DER GEISTESKRANKHEIT IM LICHTE SYSTEMISCH-THERAPEUTISCHER ERFAHRUNG

H. Stierlin

Zur Unterscheidung Geist – Körper

In dem Terminus „Geisteskrankheit" finden sich zwei Begriffe, Geist und Krankheit, zusammengefaßt, die beide zu Fragen Anlaß geben. Welche Antworten darauf gefunden werden, hat dann weitreichende Folgen – sowohl für diagnostizierende und behandelnde Psychiater als auch für die betroffenen Patienten und deren Angehörige.

Erste Fragen stellen sich angesichts des Begriffes „Geist". Denn gerade seine Bedeutungen, so lehrt ein Blick in das Herkunftswörterbuch, schillern. Das deutsche Wort ‚Geist' (niederländisch ‚geest', englisch ‚ghost') verweist auf die Wortwurzel ‚gheis' „erregt, aufgebracht sein, schaudern". Aus der ursprünglichen Bedeutung „Erregung, Ergriffenheit" entwickelten sich die Bedeutungen „Geist, Seele, Gemüt" und „überirdisches Wesen, Gespenst". Im Rahmen der Christianisierung wirkten darauf das lateinische ‚spiritus' und das griechische ‚pneuma' ein, in der Neuzeit geriet es unter den Einfluß des französischen ‚esprit'. Aus diesem Bedeutungsgebräu erwuchsen dann Sprößlinge wie ‚geistig, vergeistigen, begeistern, durchgeistigt, geistlich, geisthaft, geistesgegenwärtig, Geisteswissenschaft' und eben auch ‚geisteskrank'.

Jeder Begriff transportiert nicht nur die sich aus seiner Evolution ergebende Bedeutungsfülle, er transportiert auch Unterscheidungen, vielleicht genauer: Er lädt zu Beschreibungen ein, durch die die eine Seite einer Unterscheidung zwar in den Vordergrund rückt, sich aber doch gegen die andere Seite abhebt. Je nach der Bedeutung, die ein Beobachter/Beschreiber anzapft, werden unterschiedliche Unterscheidungen relevant. Bei dem Wort ‚Geist' wären das etwa Unterscheidungen wie die zwischen hoch- und niedrigstehend, wertvoll und wertlos, unvergänglich und vergänglich, lebendig und unlebendig, geistvoll und geistleer, und, gerade im Kontext dieser Betrachtungen, die Unterscheidung zwischen Geist und Materie und insbesondere die zwischen Geist und Körper. Dies ist sozusagen die Leitunterscheidung, die unseren weiteren Überlegungen die Richtung weist.

Allerdings: Wie andere Leitunterscheidungen blieb auch diese nicht unangefochten. Gerade heute mehren sich Stimmen, die die Unterscheidung zwischen Geist und Körper – vielleicht genauer: das starre, den jeweiligen Kontext nicht berücksichtigende Festhalten an dieser Unterscheidung – für viele Übel unserer Zeit verantwortlich machen. Gemeinhin wird Descartes als ein

Verfestiger dieser Unterscheidung zitiert. Seinem Einfluß wird daher auch angelastet, daß sich die sog. Natur- und die Geisteswissenschaften in einer verhängnisvollen Weise auseinanderentwickelten und zu einem sozusagen schizophrenen Weltverständnis Anlaß gaben. Fridtjof Capra und Gregory Bateson etwa lassen sich als Autoren ansehen, die in neuerer Zeit diese Leitunterscheidung und damit auch deren in ihrer Sicht bedrohliche Folgeerscheinungen zu korrigieren versuchten. Dies nicht zuletzt durch die Einführung kybernetischer Modelle, die die Unterscheidung zwischen Geist und Materie bzw. Geist und Körper wieder relativieren oder gar aufheben bzw. irrelevant machen könnten.

Immerhin: Für die Zwecke des alltäglichen Verstehens und Handelns erscheint die Unterscheidung zwischen Geist und Körper weiterhin kaum verzichtbar. Und das gilt auch für das, was man das psychiatrische Alltagsverstehen und Alltagshandeln nennen könnte. So erscheint es sinnvoll, selbstevident und nützlich, bestimmte Phänomene dem Bereich des Geistigen (oder Seelischen) und andere dem des Körpers zuzuordnen, also zwischen Geistigem bzw. Seelischem einerseits und Körperlichem andererseits zu unterscheiden. Aber was sich so unterscheiden läßt, erscheint dennoch nicht unbezogen. Es lassen sich vielmehr verschiedenste Beziehungen zwischen Geist und Körper bzw. Seele und Leib konstatieren oder konstruieren. Wenn ich mich entscheide, den Arm hochzuheben (ein Akt, der dem psychischen Bereich zuzuordnen wäre), erhebt sich auch bald dieser Arm; wenn ich mir traurige Gedanken mache, beginne ich auch alsbald zu weinen, agiere also im körperlichen Bereich. Andererseits scheint auch unbestreitbar: Wenn ich mich am Körper verletze, beeinflußt dies den geistig-seelischen Bereich: ich empfinde Schmerz, der sich wiederum auf mein Denken, Fühlen, Handeln auswirkt. Wird gar das Gehirn zerstört, erlischt auch geistige Tätigkeit. Das Fazit: Geist und Körper bzw. Seele und Leib zeigen sich zwar unterschieden und damit getrennt, zeigen sich aber dennoch (oder vielleicht gerade deshalb) innig aufeinander bezogen, ja zeigen sich als Einheit.

Wie läßt sich eine solche Beziehung, die Verschiedenheit in der Einheit bzw. Einheit in der Verschiedenheit impliziert, vorstellen? Heute gibt es darauf die verschiedensten Antworten und bieten sich zu deren Beschreibung die verschiedensten Modelle bzw. Begriffe an. So spricht man derzeit etwa von Parallelität, Interaktion, Interpenetration, struktureller Kopplung. Und diese Formulierungen beinhalten keineswegs dasselbe. Sie bezeichnen Unterschiede, die insbesondere für ärztliche Diagnostik und ärztliches Handeln, aber auch für die Art der Beziehung, die sich zwischen Psychiater bzw. Therapeut und dessen Patienten einstellt, einen Unterschied machen.

Zur Geschichte des Begriffes „Geisteskrankheit“

Solche Unterschiede verdeutlichen sich uns, werfen wir einen Blick auf die letzten 150 Jahre Psychiatriegeschichte. Vereinfacht läßt sich dazu sagen: Um die Mitte des letzten Jahrhunderts begann sich die Psychiatrie eher als Naturwissenschaft denn als Geisteswissenschaft zu verstehen. Die sog. Romantiker unter den Psychiatern, die sich Irrsinn eben als Irr-Sinn, d. h. Verirrung des Geistes bzw. Gemütes vorzustellen versuchten, sahen sich von ihren naturwissenschaftlich eingestellten Kollegen ins Abseits gedrängt. Die psychiatrischen Lehrstühle – die ersten dieser Art überhaupt – wurden von Neurologen und Hirnforschern besetzt. Die Entdeckung des Syphiliserregers als Ursache der progressiven Paralyse wies diesen die Richtung. Es war eine Richtung, die auch für die Erforschung der sog. endogenen Psychosen vorgegeben schien, nachdem man – Kraepelin setzte hier eine Art vorläufigen Schlußstrich – diese genügend geordnet und voneinander abgegrenzt zu haben glaubte. Wernicke und Griesinger brachten solche Sicht auf den Punkt, indem sie verkündeten: Geisteskrankheiten sind Hirnkrankheiten.

Diese Sicht, vielleicht genauer, deren Aneignung durch die meisten Psychiater und gebildeten Laien, hatte dann eine Reihe folgenschwerer Konsequenzen.

Eine solche Konsequenz war: In der Beziehung zwischen Geist und Gehirn (oder nunmehr auch zwischen Bewußtsein und Gehirn) sah man Kausalität sich vorwiegend in einer Richtung, gleichsam auf einer Einbahnstraße – vom Hirn zum Geist – bewegen. Störungen des Denkens, Fühlens, Erlebens, kurzum des Geistes, zeigten sich als Ausdruck und Folge von Störungen und Defekten der Hirnstrukturen und -prozesse. Ein, wenn man so will, Einbahnstraßen- und Defizitmodell des Irrsinns setzte sich durch.

Eine andere, sich damit verbindende Konsequenz war: Der psychiatrische Forschungs- und Wissenschaftsbetrieb konzentrierte sich auf die Beschreibung und Erforschung der Strukturen und Prozesse des Gehirns. Dieser Betrieb zeigte die Merkmale einer operationalen Schließung, d. h. verhielt sich wie ein autopoietisches System: Das, was den eigenen Leitunterscheidungen und Prämissen entsprach, dem eigenen Forschungsansatz und der eigenen Forschungsmethodologie zugänglich war, wurde wahrgenommen, beschrieben und weitererforscht, das andere blieb ausgeblendet. Was derart Gegenstand der Beschreibung und Forschung wurde, bestimmte sich nicht zuletzt durch die verfügbaren Instrumente und Forschungstechniken. In der zweiten Hälfte des letzten Jahrhunderts war es in erster Linie das Mikroskop, das gleichsam ein Fenster zum Gehirn öffnete. Heute, mit der Entwicklung immer komplizierterer bildgebender Verfahren wie Computertomographie (CT), Positronenemissionstomographie (PET), Magnetresonanztomographie (MT) und anderer Techniken, hat sich dieses Fenster erweitert. Dementsprechend wuchsen die Möglichkeiten, Änderungen der Hirnstrukturen und -prozesse mit Phänomenen, die sich dem geistigen bzw. Bewußtseinsbereich zuordnen ließen, zu korrelieren. Und dementsprechend wuchsen auch die Möglichkeiten, bei der Suche nach den Ursachen gerade der (sei es nun „exogenen", sei es endogenen) Psychosen Erfolge zu vermelden.

Allerdings handelte es sich typischerweise um Meldungen, die einer Bestätigung durch andere Forscher vorausliefen. Dabei läßt sich, wieder mit Blick auf die Psychiatriegeschichte, ein sich wiederholendes Geschehen feststellen. So lesen wir etwa in der 4., 1924 erschienenen Auflage des Lehrbuches der Psychiatrie von Eugen Bleuler, daß die einer Schizophrenie zugrundeliegenden pathologischen Prozesse noch nicht völlig erforscht seien. Nur wenige Zeilen später berichtet er aber, in deren akuten Stadien seien verschiedenartige Veränderungen in den Ganglienzellen zu finden, die Glia sei regelmäßig involviert, die kleineren Zellen zeigten sich vermehrt, Pigmentablagerungen ließen sich häufiger, Ausscheidungsprodukte des Stoffwechsels zahlreicher beobachten. Keine dieser Aussagen ließ sich indessen verläßlich bestätigen.

Aber so erging es inzwischen zahllosen ähnlichen, wenn auch statistisch besser verarbeitet und differenzierter anmutenden Aussagen, die sich Fortschritten der Untersuchungstechniken und -methodologie verdanken. Und so dürfte es auch Aussagen der Art ergehen, wie sie kürzlich, d. h. im Oktober 1989 (im British Journal of Psychiatry 155:444–450) von einer japanischen Forschergruppe gemacht wurden: Aufgrund computertomographischer Befunde vermochten diese Forscher eine familiäre von einer nichtfamiliären Schizophrenie zu unterscheiden. Sie bieten weiter die sog. Retrovirus-Hypothese nach Crow an, „derzufolge Schizophrenie durch die Integration eines Retrovirus in das menschliche Genom entsteht, möglicherweise aufgrund einer horizontalen Übertragung in eine latente provirale Form und in einem kritischen Entwicklungsstadium, um sich dann im Erwachsenenalter als Krankheit zu manifestieren“. Der „Schizokokkus“, ist man versucht zu sagen, entsteht uns immer wieder neu.

Zum Bedeutungsgehalt von ‚Krankheit‘

Eine weitere – für unsere Überlegungen zentrale – Folge der obigen Sicht war schließlich die besondere Bedeutung, die nunmehr dem Begriff Krankheit zukam. Indem dieser in dem der Geisteskrankheit einen Platz fand, schränkte sich einerseits sein Bedeutungsgehalt ein, andererseits weitete er sich aus. Zugleich stellten sich für die Behandlung der als Geisteskrankheiten bezeichneten Zustände und Prozesse die Weichen in einer Weise, die sich bis heute – gerade im Lichte der systemischen Praxis – als folgenreich erweisen sollte.

Der Bedeutungsgehalt von ‚Krankheit‘ schränkte sich insofern ein, als der Begriff nun, wie eben angedeutet, ein kausales Einbahnstraßen- und Defizitmodell suggerierte. Das bringt sich bis heute in einem Begriff wie dem der ‚biologically based brain diseases‘ (BBBD), der biologisch begründeten Hirnkrankheiten, zum Ausdruck, der in den USA vielerorts in Gebrauch ist. Dazu rechnen gegenwärtig viele Psychiater nicht nur die schizophrenen und affektiven Psychosen, sondern auch autistische Zustände, Angst- und Panikkrankheiten, ebenso wie Zwangskrankheiten (obsessive compulsive disorders). Der Bedeutungsgehalt von Krankheit erweiterte sich andererseits insofern, als man bei der Untersuchung des Hirns auch mit immer verfeinerteren Techniken lediglich aus dem Rahmen fallende Einzelbefunde, aber eben keine – auf eine eindeutig bestimmte Ursache (z. B. einen Erreger) oder einen (etwa im Genom anzusiedelnden) Defekt zurückzuführende – Krankheit nachweisen konnte. Solch Bemühen um einen plausiblen Krankheitsnachweis lief sich gleichsam immer wieder an der Komplexität und systemisch-rekursiven Vernetzung der betroffenen Strukturen und Prozesse müde.

Doch weiter: Auch auf der Seite der Phänomene im Bereich des Geistes bzw. Bewußtseins, die man sich nunmehr als Ausdruck und Folge der postulierten Hirnkrankheiten vorstellte und zu den als krankhaft bewerteten Hirnstrukturen und/oder -prozessen in Beziehung zu setzen suchte, zeigten sich Probleme. Hier bedurfte es gleichsam harter, dauerhafter und klar bestimm-, kommunizier- und wiedererkennbarer Diagnosen und Zustandsbeschreibungen, die den körperlichen bzw. Hirnbefunden als sicheres Korrelat zu dienen vermochten. Aber das blieb (und bleibt auch, wie ich meine) gerade hinsichtlich der verbreiteten schizophrenen und affektiven Psychosen ein Wunschtraum. Selbst eine operationalisierte psychiatrische Diagnostik, die – wie etwa im DSM-III-R (und im geplanten DSM-IV) – ätiologische Vorannahmen auszuschließen versucht, erweist sich als fragwürdig. Solche Diagnostik zieht zwangsläufig willkürlich anmutende Grenzen (so, wenn sie etwa im DSM-III-R für die Diagnose einer Schizophrenie ein sechsmonatiges Bestehen bestimmter Symptome fordert). Und sie friert gleichsam ein, was sich dauernd verändert und bewegt, d. h. gaukelt Statik, Beständigkeit und klare Abgrenzbarkeit vor, wo doch das Leben – und auch das Leben des Geistes – sich in einem ständigen Fluß befindet, ständig Übergänge erkennen läßt und es nur unsere – den Faktor Zeit vernachlässigende – Konstruktionen sind, die diesen Fluß (anscheinend) zu stoppen vermögen und so etwas wie Beständigkeit, Unterscheidung und Abgrenzung der Phänomene überhaupt ermöglichen. Fast ist es hier daher, als wollte man die vorbeiziehenden Wolken diagnostisch dingfest machen.

Halten wir uns das Obige vor Augen, zeigen sich die Bedeutungen, die Psychiater dem Begriffsgespann „Geisteskrankheit" beilegten und beilegen, als weiterhin schillernd. Daher sind Zweifel an dessen wissenschaftlichem bzw. heuristischem Wert erlaubt. Das bedeutet aber nicht, das Konstrukt oder, vielleicht sinnvoller, die Idee der Geisteskrankheit bliebe ohne Wirkung. Im Gegenteil. Und sie zeigt Wirkung vor allem bei betroffenen Patienten und deren Angehörigen, eine Wirkung, die sich nun gerade auf das auswirkt, was wir Therapie nennen.

Der Bedeutungsgehalt eines Wortes wie Geisteskrankheit, müssen wir uns dazu klarmachen, haftet diesem nicht wie ein Klebestreifen an. Vielmehr löst er sich, falls das Bild gestattet ist, immer wieder davon ab, um sich, in jeweils unterschiedlicher Stärke, Art und Weise an ein Bewußtsein bzw. soziales System zu koppeln. Man könnte hier von einer Wanderbewegung des Konnotates sprechen. Unter Konnotat verstehen Sprachforscher den Bedeutungshof oder Bedeutungsumkreis eines Wortes. Dieses Konnotat hat man auch mit den Wellenkreisen verglichen, die entstehen, wirft man einen Stein ins Wasser: die Wellen breiten sich, zur Peripherie hin immer schwächer werdend, um einen Hof aus. Dabei spielt der Zustand des Wassers – ob z. B. bewegt oder unbewegt, von Gestrüpp durchwachsen oder nicht – eine Rolle, wie, wo und wann das Konnotat bei einem Empfänger ankommt. Das Wasser ließe sich hier in Analogie zur Sprache als ein Medium verstehen, das dem Konnotat zu einer bestimmten Form verhilft. Letztlich kommt es aber – auch und gerade – darauf an, wie dieser Empfänger solch ein Konnotat aufnimmt. Das wiederum hängt von den Erwartungen, Vorannahmen und Unterscheidungen ab, die sich gerade bei diesem Empfänger mit gerade diesem Wort verbinden.

Hier kommt nun, so zeigt die systemische Praxis, innerhalb des Begriffsgespanns „Geisteskrankheit" dem Wort Krankheit besondere Bedeutung zu. Wir müssen uns fragen: Welche Erwartungen, Vorannahmen, Unterscheidungen verbinden unsere Klienten – hier in erster Linie solche, denen die Diagnose einer schizophrenen oder affektiven Psychose zuteil wurde – und deren Angehörige mit diesem Wort?

Die Antwort muß lauten: Sie verbinden damit Unterschiedliches. Jeder Betroffene baut sich seine je eigenen Erwartungsstrukturen oder, wenn man so will, seine Kopplungsbereitschaft auf. Darin bezeugen sich seine Lebenserfahrungen, seine intellektuellen Fähigkeiten, seine momentane, nicht zuletzt vom gegebenen Kontext abhängige Stimmungs- und Bedürfnislage, sowie seine für die Realisierung bestimmter Ziele intendierten interaktionellen Strategien. Und diese Erwartungsstrukturen zeigen sich bereits – wiederum ein operational autopoietischer Schluß – beeinflußt durch seine früheren Kontakte mit dem Konnotat Krankheit, d. h. durch dessen von Zeitgeist und Umgangssprache mitbestimmten Bedeutungsgehalt.

Ein Teil des so geprägten Bedeutungsgehaltes von Krankheit bringt sich, wie auch im Fall des Wortes ‚Geist', im Herkunftswörterbuch zum Ausdruck. Im mittelhochdeutschen „kranc" schwingen die Bedeutungen ‚schwach, schmal, schlank, schlecht, gering, nichtig, leidend' mit. Solche negative Bewertung hat sich bis heute erhalten. Aber das ist nicht alles. In dem Wort Krankheit vermittelt sich weiter: Der Kranke und Leidende ist schutzbedürftig, er hat ein Anrecht auf Nachsicht und Mitgefühl – sowohl von seiten der ihm nahestehenden Menschen als auch der Gesellschaft überhaupt. Zwar wird von ihm auch erwartet, daß er seinen eigenen Beitrag zur Gesundung bzw. Rehabilitation leistet. Insgesamt aber gilt: Er ist an seinem Leiden, seiner Krankheit, seiner Behinderung unschuldig, er kann nichts dafür, ist auch für die Sorgen und Umstände, die er anderen dadurch bereitet, nicht verantwortlich. Kurzum, er zeigt sich als Opfer eines von ihm nicht beeinflußbaren Geschehens, eben einer Krankheit; so sieht er sich selbst und so wird er auch von anderen gesehen. Somit rankt sich um das Konnotat „Krankheit" oder, nunmehr angebrachter, um die Idee der Krankheit – wiederum ein autopoietisches Geschehen: Die Idee gibt zu bestimmten Einschätzungen, Erwartungen und Verhaltensweisen Anlaß, die rekursiv die Idee der Ideenbenutzer bestätigen. Oder noch anders ausgedrückt: Die Idee aktualisiert sich in einem Muster der Interaktion, und dieses Muster wirkt bestätigend auf die Idee zurück.

Und das gilt auch und gerade dann, wenn eine Krankheit des Geistes angenommen wird. Ja, man darf sagen: Gerade weil dieser Begriff sich bis heute als so unbestimmt erweist, gerade weil er so vieles (Unterschiedliches, Ungeklärtes, Widersprüchliches) zu beinhalten bzw. in seinen Benutzern und Rezipienten anzuregen vermag, zeigt er sich einerseits empfänglich für feine Ausschläge des Zeitgeistes und bietet sich andererseits als Behälter für ein potentes Ideengebräu an. Es läßt sich von der – durch den wissenschaftlichen wie nichtwissenschaftlichen Zeitgeist mehr oder weniger beeinflußten – Wirkungsmacht und Wirkungsgeschichte der Idee der Geisteskrankheit sprechen.

Im Licht der systemischen Praxis zeigen sich die folgenden Aspekte dieser Macht und Geschichte am eindrucksvollsten.

Zur Wirkgeschichte der Idee der Geisteskrankheit

Je mehr die Idee der Geisteskrankheit, wie eben angedeutet, von Psychiatern und Betroffenen Besitz ergriff, desto mehr nährte sie einen therapeutischen Nihilismus. Solch Nihilismus brachte sich bereits in Kraepelins Bezeichnung „Dementia praecox“ für das, was später von Eugen Bleuler Schizophrenie genannt wurde, zum Ausdruck. Gegen einen anscheinend unaufhaltsamen geistigen Verfall war man therapeutisch machtlos, konnte man allenfalls Verwahrung und eine überwachte – nunmehr Arbeitstherapie genannte – Beschäftigung anbieten bzw. verordnen. Auch mit Einführung des Begriffs Schizophrenie ließ sich die Erblast der Dementia-praecox-Diagnose kaum abschütteln – obschon mehrere großangelegte katamnestische Studien (eine davon von Eugen Bleulers Sohn Manfred durchgeführt) inzwischen belegten, daß nahezu ein Drittel der ursprünglich als schizophren diagnostizierten Patienten mit späterer Symptomfreiheit rechnen darf. Dieser hoffnungsvoll stimmenden Befunde ungeachtet vermochte die Idee der Geisteskrankheit bis heute Schrecken, Hoffnungslosigkeit und Resignation auszulösen – nicht zuletzt auch dann, wenn eine krankhafte erbliche Anlage ins Spiel gebracht wurde. Da half es auch wenig, auf den Nutzen von therapeutischen Maßnahmen wie Elektroschock, Insulinschock, zeitweilig auch Leukotomie und später vor allem von Neuroleptika verweisen zu können. Solange man eine Hirnkrankheit zwar postulierte, aber ätiologisch nicht zweifelsfrei festzumachen vermochte, mußten diese Maßnahmen fragwürdig bleiben. Auch wo sich inzwischen Angriffspunkte und Wirkweise der Neuroleptika und anderer Medikamente der Forschung wenigstens teilweise erschlossen, eröffneten sich dem Blick gleichzeitig immer neue Möglichkeiten der rekursiven (systemischen) Vernetzung der betroffenen Prozesse und Strukturen mit anderen Prozessen und Strukturen. Dementsprechend ließen und lassen sich die Neben- und Spätfolgen der genannten Eingriffe bislang auch kaum abschätzen und zeigen sich etwa die bei längerer Neuroleptikamedikation häufig zu beobachtenden Spätdyskinesien als Ausdruck und Folge eines gleichsam systemblinden ärztlichen Aktivismus.

Immerhin: Es wäre verfehlt, nicht auch die positiven Auswirkungen von Neuroleptikamedikation und sogar (unter seltenen Umständen) von Elektroschockbehandlungen sehen zu wollen. Und es wäre ebenso verfehlt leugnen zu wollen, daß sich die Psychiatrie im letzten Jahrhundert etwa zur gleichen Zeit humanisierte, als man den Irrsinn unter naturwissenschaftlichen Prämissen als Geistes- bzw. Hirnkrankheit zu verstehen begann. Dem – sich nunmehr oft als Hirnforscher und Neurologen gebenden – Irrenarzt fiel es vergleichsweise leichter als nicht naturwissenschaftlich eingestellten Kollegen, seinen Patienten gegenüber eine zugleich distanzierte und respektvolle Haltung einzunehmen. Was das insgesamt für die Besserung des Loses der Geisteskranken bedeutete, beschrieb etwa Kraepelin in seinem 1918 erschienenen Werk „100 Jahre Psychiatrie": Die berüchtigten Tollhäuser mit ihren oft menschenunwürdigen Unterkünften und Behandlungsmethoden verschwanden, man setzte die Irren nicht länger den Verbrechern gleich, fühlte sich durch diese insgesamt weniger bedroht und in Frage gestellt. Die psychiatrischen Krankenhäuser ähnelten mehr und mehr großen medizinischen Krankenhäusern – auch wenn sie noch oft vom Ortszentrum weg an die Peripherie oder entferntere Orte der Provinz verlegt wurden.

Mit dem obigen verband sich ein weiterer Gewinn, akzeptierte man das Modell der Geisteskrankheit qua Hirnkrankheit: In dem Maße, in dem sich Betroffene als krank in dem beschriebenen Sinne ansehen ließen, waren sie, wie oben angedeutet, für ihr Verhalten nicht mehr verantwortlich. Was immer sie an verrücktem Gebaren boten, zeigte sich nun als Symptom einer Krankheit. Kurzum, mit der Annahme des Einbahnstraßen- und Defizitmodells der Geisteskrankheit verband sich ein Schuldentlastungseffekt.

Ein zentrales Dilemma

Gerade damit aber verband sich auch ein Dilemma: Indem sich die Betroffenen als schuldlose Opfer anstatt als Täter verstanden, erlebten sie sich auch weder fähig noch aufgefordert, etwas an ihrer Lage – an ihren Symptomen und ihrem Verhalten – zu ändern. Sie – und ihre Angehörigen – konnten nichts tun, als sich damit irgendwie abzufinden. Dem möglichen Gewinn an Schuldentlastung stand somit ein Verlust an Hoffnung, an erlebter Autonomie, an Fähigkeit und Bereitschaft zur Selbstaktivierung, zur verantwortlichen Gestaltung des eigenen Schicksals gegenüber.

Dieses Dilemma – das zeigt gerade ein Blick auf die neuere Psychiatrieentwicklung – wechselte zwar wiederholt sein Erscheinungsbild, aber bestand und besteht unvermindert fort. Sobald man am beschriebenen Begriff der Geisteskrankheit rüttelte, stellte sich die Frage der Täterschaft. Und mit dieser Frage stellte sich die Frage nach dem jeweils Schuldigen.

Auch die Familientherapie erbrachte – das lehrt insbesondere ein Blick auf die gegenwärtige amerikanische Szene – bislang insgesamt keinen Ausweg aus diesem Dilemma. Eher im Gegenteil: Der Schwarze Peter der Täterschaft – und damit die Verantwortung für das beobachtete psychotische Verhalten und dessen Folgen – wurde nun, so schien es, dem Patienten genommen und seinen Angehörigen bzw. seiner Familie zugeschoben. (Später versuchten Sozialpsychiater nochmals dessen Umverteilung – weg von der Familie und hin zur krankmachenden Gesellschaft.) Frieda Fromm-Reichmann wies diesem Prozeß bereits vor Jahrzehnten die Richtung: Sie sprach von der „schizophrenogenen Mutter“. Als dann Familientherapeuten und -theoretiker vermehrt von sich reden machten, machte sich eine breite Öffentlichkeit die Vorstellung auch einer schizophrenogenen Familie zu eigen. Das geschah nicht ohne Mithilfe prominenter Vertreter der familientherapeutischen Zunft. Diese sprachen etwa von schmutzigen, in den Familien der Psychotiker gespielten Spielen (dirty games) oder sie legten durch ihre Formulierungen nahe, der psychotische Patient erfülle eine lebenswichtige Funktion für andere Familienmitglieder, halte z. B. als Problem- und Sorgenlieferant die zerstrittenen Eltern zusammen. Auch ich selbst muß mir, lese ich frühere Arbeiten, vorwerfen, zu solcher Sicht beigetragen zu haben.

In den genannten Beschreibungen zeigten sich letztendlich Eltern als Ausbeuter ihrer Kinder, zeichneten sie damit auch für deren Leiden und Scheitern verantwortlich. Verständlich daher, daß sich gerade in den USA die Angehörigen, aber insbesondere die Eltern von als psychotisch diagnostizierten Familienmitgliedern gegen eine solche Zumutung wehrten: Sie schlossen sich etwa in einer inzwischen mächtigen Vereinigung, genannt NAMI (National Alliance of the Mental Ill) zusammen und übten und üben dadurch nicht zuletzt politischen Druck aus. Unter anderem möchten sie die endogenen Psychosen – und nicht nur diese – als biologisch begründete Hirnkrankheiten (biologically based brain diseases, BBBD) etabliert sehen und – etwa durch Entzug von Forschungsgeldern – deren Erforschung mittels psychologischer Ansätze unterbinden. Verständlich aber auch, daß verunsicherte Familientherapeuten sich solchem Sentiment und Druck gegenüber empfindlich und damit auch bereiter zeigten, das Einbahnstraßen- und Defizitmodell der Geisteskrankheiten zu akzeptieren. Das gilt, meine ich, auch für Vertreter des sog. psychoedukativen Therapieansatzes, die bei ihrer Arbeit mit betroffenen Familien stillschweigend davon auszugehen scheinen, daß das genannte Modell zutrifft. Dadurch schaffen sie zwar die Voraussetzung dafür, daß sich Vertrauen und Kooperation entwickeln können, und sich auch – wenn schon in „kleinen Schritten“ – Erfolge einzustellen vermögen. Dennoch stellt sich die Frage, ob nachhaltige Erfolge nicht auch ohne Akzeptanz des beschriebenen Modells von Geisteskrankheit zu erreichen sind. Die klinischen Erfahrungen unseres Heidelberger Teams legen nahe, daß dies mittels eines systemischen Zugangs geschehen könnte.

Gerade systemisch arbeitenden Therapeuten stellt sich die Frage: Wie läßt sich mit dem genannten Dilemma – entweder als Täter tätig, aber schuldig oder als Opfer schuldlos, aber untätig zu sein – umgehen?

Um einer Antwort näherzukommen, müssen wir uns erinnern: Dieses Dilemma scheint bereits in unserer westlichen Denk- und Sprachtradition und dem sich daraus ergebenden Kausalverständnis angelegt: Das griechische Wort „aitia“, das in dem Begriff Ätiologie (= Verursachungslehre), wiederkehrt, bedeutet sowohl Ursache als auch Schuld. Unsere Denkgewohnheiten und Sprachstrukturen erzwingen somit gleichsam eine Operation, die sowohl Komplexität reduziert als auch ein einleuchtendes Resultat beschert. Diese Operation schließt einen Prozeß der Verdinglichung, vielleicht genauer des Dingfestmachens ein. Im Begriffsgespann „Geisteskrankheit" gerinnen nunmehr dessen zwei Komponenten Geist und Krankheit zu Dingen, die man hat, so wie man etwa ein Fahrrad oder einen Anzug hat und die demgemäß auch wie zwei Dinge – sagen wir einmal wie zwei Billardbälle – aufeinander einwirken. Dabei vergißt man oder läßt ausgeblendet, daß es sich bei beiden Komponenten des Gespanns um Abstrakta handelt, die aus komplexen Selektions- und Konstruktionsprozessen hervorgingen.

Aber weiter: Solch ein Prozeß der Komplexitätsreduktion und Verdinglichung basiert nicht nur auf einem linealen (bzw. Einbahnstraßen-) Verständnis von Kausalität. Er verschließt sich auch der Vorstellung, daß – bleiben wir einmal bei der genannten Beschreibung – nicht nur der Körper den Geist, sondern auch der Geist den Körper zu beeinflussen vermag. Und er zementiert nur allzuleicht ein Denken in Zwangsalternativen: Die zweiwertige aristotelische Logik des Entweder-Oder, zur Leitschnur des alltäglichen Verhaltens und Bewertens gemacht, läßt keinen Platz für ein Sowohl-als-Auch: Man ist entweder krank oder gesund, ist deswegen entweder Opfer oder Täter, ist deswegen verantwortlich oder unverantwortlich, ist deswegen ein guter oder ein schlechter Mensch usw.

Allerdings: Die angedeutete Denktradition und die Denkökonomie tragen zwar dazu bei, dem Einbahnstraßen- und Defizitmodell der Geisteskrankheit den Primat zu sichern, es gleichsam zum Bestand einer harten, nicht mehr bezweifelbaren Realität zu machen. Ob und wie sich dieses Modell durchsetzt, hängt aber nicht zuletzt auch davon ab, wer im gesellschaftlichen und politischen Kräftespiel jeweils Definitions- bzw. Überzeugungsmacht ausübt. Und solche Definitions- und Überzeugungsmacht besitzen in unserer Gesellschaft nicht zuletzt diejenigen, die unter Berufung auf Wissenschaft und ‚objektive' Erkenntnis eingängige Leitunterscheidungen anbieten oder verkünden – so Leitunterscheidungen zwischen richtig und falsch, wahr und unwahr, zwischen tatsächlicher Erkenntnis und bloß subjektiver Meinung. Und das sind im Bereich der Psychiatrie nicht zuletzt diejenigen, die auf Zahlen und Maße, wenn nicht Abbildungen des Gehirns, seiner Strukturen und Prozesse verweisen können.

Auch wo es um Definitions- und Überzeugungsmacht geht, kommen autopoietische Prozesse ins Spiel: Je mehr solche Macht wirkt, um so mehr *be*wirkt sie in den Überzeugungsbereiten und bereits Überzeugten, daß sie sich gegenüber solchen Fakten, Ideen und Argumenten abschotten, die ihre Überzeugung in Frage stellen könnten. Das gilt sowohl für den Makrokosmos der Gesellschaft – hier das mitbedingend, was wir Totalitarismus nennen – als auch für den Mikrokosmos der Familie und nahen privaten wie beruflichen Beziehungen.

Im Rahmen dieser Überlegungen zeigt sich vor allem der zuletzt genannte Mikrokosmos bedeutsam. Darin geht es nunmehr um die Beziehung zwischen Patienten und Familienangehörigen einerseits, und ihren psychiatrischen Helfern – vor allem Ärzten, Sozialarbeitern und Psychologen – andererseits. Deren Überzeugungsmacht entsteht und verstärkt sich für die auf sie Angewiesenen in einem Kontext von Abhängigkeit und Loyalität. Solcher Kontext kommt in der Beziehung eines Analysanden zu seinem Analytiker nicht weniger als in der eines als chronisch psychotisch diagnostizierten Patienten zu seinem ihn betreuenden (und häufig medikamentös behandelnden) Psychiater zur Wirkung. Nicht zuletzt diesen Kontext gilt es zu berücksichtigen, sobald wir uns fragen: Wie läßt sich therapeutisch mit dem genannten Dilemma umgehen?

Zum systemischen Umgang mit dem genannten Dilemma

Uns scheint angesichts solcher Frage ein Vorgehen angezeigt, das die Betroffenen sowohl auf die (sprachlichen und logischen) Voraussetzungen und Operationen verweist, die dieses Dilemma entstehen lassen, als ihnen auch hilft, ihre je eigenen Lösungen bzw. Auswege zu finden. Als Herzstück eines solchen Vorgehens erweisen sich uns Fragen – Fragen, die ein Therapeut (häufig in zirkulärer Weise) einem Mitglied des Systems stellt, während die anderen zuhören.

Fragen erfüllen bei der Führung eines systemisch intendierten Gesprächs vor allem drei Funktionen: Sie tragen erstens zu einem Klima bei, worin sich Vertrauen und Kooperation entwickeln können. Wir sprechen von der nötigen Kopplung zwischen Therapeuten und Klienten. Dabei zeigt sich der Inhalt der Fragen nicht weniger wichtig als die Art und Weise, in der sie gestellt werden. Fragen dienen dem Interviewer zweitens zur Informationsgewinnung: Die Antworten darauf liefern ihm Anhalte bzw. Leitideen für weitere Fragen. Und Fragen dienen drittens – vielleicht am wichtigsten – der Informationserzeugung: Sie führen Gesichtspunkte bzw. Ideen ein, die bei allen Beteiligten (den unmittelbar angesprochenen wie den zuhörenden), Suchprozesse auslösen, neue Leitunterscheidungen und Optionen eröffnen, und damit neue Möglichkeiten der Realitätskonstruktion und Sinnstiftung anregen. Wir dürfen sagen: Was immer ein systemischer Therapeut an Experten- und Überzeugungsmacht besitzt, bringt er in seine Fragen ein. Dadurch schränkt er solche Macht ein und bringt sie (paradoxerweise) zugleich zur Wirkung.

Gehen wir davon aus, daß sich für Betroffene gerade mit dem Wort Geisteskrankheit oft unterschiedliche Vorstellungen verbinden, ergibt sich für den Therapeuten bzw. Berater als erstes, diese Vorstellungen zu erfragen – sowohl um sich (an diese Vorstellungen wie an deren Träger) anzukoppeln, als sich auch erste Leitideen für sein weiteres Vorgehen zu bilden. Er muß sich gleichsam von den Wellenbewegungen des Konnotates „Geisteskrankheit", so wie diese bei den Betroffenen ankommen und von diesen ausgehen, anrühren lassen. Das bringt ihn zu (an sich selbst und/oder die Betroffenen zu stellenden) Fragen wie: Stellen sich einzelne Mitglieder bei dem, was als Geisteskrankheit bezeichnet wird, dasselbe oder Unterschiedliches vor? (Falls sich Unterschiede herausstellen): Wie erklären sie sich diese Unterschiede? Werden Unterschiede eher betont oder heruntergespielt? Wie würden sich die Angehörigen dem Patienten gegenüber verhalten, machten sie sich diese oder eine andere (unterschiedliche) Vorstellung zu eigen?

Solche Art von Fragen rütteln gleichsam an den Denk- und Sprachstrukturen sowie logischen Operationen, auf die sich das beschriebene Einbahnstraßen- und Defizitmodell der Geisteskrankheit gründet, machen es damit fragwürdig. Damit verbindet sich das, was sich die Entdinglichung der „Geisteskrankheit" bzw. „Psychose" nennen läßt. Wir sprechen auch von Kontextualisierung, d. h. stellen das, was jeweils als psychotisches oder symptomatisches Verhalten bezeichnet wird, in einen interaktionellen und/oder zeitlichen Kontext. Typischerweise fragen wir dabei, wie andernorts 1989 ausgeführt, hypothetisch, beanspruchen wir eher den Möglichkeits- als den Realitätssinn, erlauben wir uns zu spekulieren.

Geht es um den interaktionellen Kontext, läßt sich beispielsweise fragen: Wie muß sich Max (der identifizierte Patient) zeigen/verhalten, damit seine Mutter, sein Vater, seine Geschwister, sein Psychiater etc. ihn für psychotisch halten? Müßte er (im Fall, daß Stimmenhören als Symptom psychotischen Verhaltens angegeben wird) sich den Betreffenden so zeigen, als spräche er mit den Stimmen, oder müßte er auch laut mit seinen Angehörigen oder Außenstehenden über diese reden? Wie lange müßte er sich verträumt und antriebslos im Bett liegend zeigen, bis sein Vater, seine Mutter, seine Geschwister, sein Psychiater etc. zu der Überzeugung gelangen, er sei depressiv? Nehmen wir an, die Mutter käme zu der Überzeugung, er sei nicht depressiv, er möchte nicht nur einer unangenehmen Arbeit oder Konfliktsituation aus dem Weg gehen, würde sie sich dann anders verhalten als sie sich jetzt verhält? Woran würde sich das zeigen? Wie würde Max darauf reagieren? etc. etc.

Geht es um zeitliche Kontextualisierung, dann fragen wir danach, ob ein bislang als Ausdruck und Folge von Geisteskrankheit angesehenes Verhalten zu unterschiedlichen Zeiten in unterschiedlicher Weise und Stärke auftritt. Solche Unterschiede lassen sich fast immer erfragen und bestätigen. Das wiederum erlaubt es zu fragen, wie sich die einzelnen Familienmitglieder, der Patient eingeschlossen, solche Unterschiede erklären.

Im Gefolge der (interaktionellen wie zeitlichen) Kontextualisierungsfragen verflüssigt sich dann – das ist die Erfahrung unserer Heidelberger Gruppe – gleichsam die psychotische Symptomatik, schnürt sich sozusagen das verdinglichte Paket „Geisteskrankheit" auf. Aber weiter: Beinahe zwangsläufig stellt sich nun auch – Fragenden wie Befragten – die Frage, ob das, was sich zunächst als Ausdruck und Folge einer Krankheit bzw. eines Defizits zeigte, nicht auch als Ausdruck und Folge bestimmter Fähigkeiten gesehen werden könnte. Möglicherweise kommt es – durch solche immer neue Fragen zeugende Fragen – zu einem, um einen Ausdruck Wittgensteins zu verwenden, „Drehen der ganzen Betrachtung". Dessen Folge ist: Der betroffene Patient wie auch seine Familienmitglieder vermögen nunmehr gerade dort selbstverantwortliche Täterschaft und Chancen für aktiv veränderndes Verhalten zu sehen, wo sich solche Täterschaft und Chancen bislang mittels eines verdinglichten Krankheitsbegriffes dem Blick verbergen ließen – und vermögen dies nun zu sehen, ohne daß solche Täterschaft zu bedeuten hätte, irgendjemand – sei dies der Patient selbst, seien dies seine Angehörigen oder sei dies auch die Gesellschaft – müßte für das jeweilige psychotische Leiden und Ungemach Verantwortung und Schuld übernehmen.

Daß solches Drehen der ganzen Betrachtung bei als psychotisch diagnostizierten Patienten und deren Familien sinnvoll und möglich ist, lehrte uns in Heidelberg die klinische Erfahrung. Und dies lehrt uns weiter eine, von Retzer et al. (1989) an unserer Abteilung an insgesamt 30 Familien durchgeführte katamnestische Studie, bei denen jeweils mindestens ein Angehöriger mit der Diagnose einer manisch-depressiven oder schizoaffektiven Psychose belegt worden war. Bei all diesen Familien war eine systemische Therapie (mit durchschnittlich insgesamt sechs, in längeren Abschnitten erfolgenden Sitzungen) durchgeführt worden. Der durchschnittliche Katamnesezeitraum nach Beendigung der Therapie betrug 3 Jahre. Als harte Daten für die Verlaufsbewertung dienten einerseits Reduzierung oder Zunahme der (aufgrund der Anamnese zu erwartenden) psychiatrischen stationären Aufenthalte und die Reduzierung bzw. Eliminierung oder auch Vermehrung der verordneten antipsychotischen Medikation (Neuroleptika, Antidepressiva, Lithium, Carbamazepin). Es ließ sich eine Verminderung der zu erwartenden Hospitalisierungen um ca. 70% sowie eine erhebliche Reduktion der antipsychotischen Medikation feststellen. Ein positiver Verlauf korrelierte – unter einer größeren Anzahl von erfaßten psychologischen und Verhaltensvariablen – deutlich nur mit einem Zueigenmachen von Täterschaft, wie ich es vorhin anzudeuten versucht habe.

Allerdings: Ein Drehen der ganzen Betrachtung im obigen Sinn bedeutet nicht, hirnorganisch erklärbare Ausfälle ließen sich ausschalten. Dies zu tun wäre naiv und blendete aus, daß all das, was wir unter Denken, Fühlen, Sprechen, Kommunizieren verstehen, eines funktionierenden und störbaren Hirns (und nicht nur diesem) bedarf. Aber auch wo solche – bislang kaum überzeugend nachgewiesene – Ausfälle eine Rolle spielen könnten, erscheint eine Entdinglichung und Kontextualisierung der Krankheitsidee und Krankheitssymptome, wie ich sie anzudeuten versucht habe, sinnvoll. Denn auch hier bleibt es die therapeutische Aufgabe, brachliegende Ressourcen zu mobilisieren, neue Optionen zu eröffnen, Hoffnungen zu wecken, den Spielraum der Autonomie zu erweitern und destruktive (intrapsychisch wie interaktionell zum Zuge kommende) Zirkel zu durchbrechen.

Jedoch: Auch eine Entdinglichung und Kontextualisierung bzw. eine Verflüssigung der Idee der Geisteskrankheit reichen häufig nicht aus, eine positive Entwicklung in Gang zu halten. Gerade im Prozeß des Drehens der Betrachtung zeigt sich immer wieder, daß die Idee der Geisteskrankheit für den einzelnen wie für das betroffene System wichtige, oder genauer: für wichtig gehaltene Funktionen zu erfüllen vermochte und vermag. Sie konnte etwa dazu dienen, das Erleben und Austragen von Konflikten, die als zu bedrohlich wahrgenommen wurden, zu verhindern. Um dies zuletzt an einem Beispiel anzudeuten: In einer Paarbeziehung wollte sich die junge Frau – sie war als manisch-depressiv diagnostiziert worden – ihrem Partner gegenüber energischer als bisher durchsetzen, sich, wie sie es sah, emanzipieren. Sie verweigerte Tätigkeiten im Haushalt, die sie bisher ohne aufzubegehren übernommen hatte und verbrachte mehr Zeit mit Freundinnen. Das gab in der Beziehung zu ihrem Partner den Anstoß zu einer symmetrischen Eskalation. Sie zeigte sich zunehmend erregt, schlaflos, geschäftig und (in den Augen des Mannes) in ihrem finanziellen Gebaren verantwortungslos. Sie drohte mit Trennung, er mit Entmündigung. Dritte Wege kamen nicht in Frage. Während sich die Partner gegenseitig beschuldigten und bedrohten, ließen sie sich von der Grundannahme leiden, allein nicht überlebensfähig zu sein. Deswegen kam Trennung für beide letztlich nicht in Betracht. Um aus der Eskalation aussteigen zu können, bot sich schließlich – so zeigte es sich zumindest außenstehenden Betrachtern – die Krankheit (wieder genauer: die Idee einer Krankheit) an. Sie zeigte sich nunmehr als Retter in der Not, ja als Freund, der aus einer ausweglos anmutenden Situation einen Ausweg wies. Als sich die Frau schließlich als krank definieren und hospitalisieren ließ, entfiel auch die Voraussetzung für weitere Eskalation. Das Spiel änderte sich: Sie zeigte sich nunmehr als schonungs- und behandlungsbedürftig, aber auch als nicht mehr verantwortlich für ihre Eskapaden und Aggressionen, er als der (anscheinend) gesunde fühlte sich zur Schonung und Beschützung seiner kranken Frau aufgerufen. Im Verlaufe der psychiatrischen Hospitalisierung entspannte sich der Konflikt zunächst weiter: Der erzwungene größere räumliche Abstand und die Verringerung der Kontakte, die im Spital gleichsam als Krankheitsbonus gewährte regressive Verwöhnung, das Dazwischentreten von Dritten (von behandelnden Ärzten und anderen Helfern), die Dämpfung der Erregung durch Medikamente halfen nunmehr den Betroffenen, Ambivalenzen relativ risikofrei zu verteilen bzw. auszublenden, Nähe und Distanz effektiver zu regulieren und damit die Eskalationsgefahr (momentan) zu bannen. Allerdings: Was sich kurzfristig als hilfreich erwies, erschwerte auch langfristig eine Lösung, die den Partnern hätte zu dem verhelfen können, was ich als fortschreitende bezogene Individuation beschrieben habe.

Das skizzierte Beispiel dürfte zeigen: Im Licht der systemischen Praxis stellt sich nicht nur die Aufgabe, Ideen von Geisteskrankheit jeweils zu erfragen und im Frageprozeß zu entdinglichen und zu kontextualisieren. Es gilt auch Konsequenzen solcher Entdinglichung und Kontextualisierung auf verschiedensten System- und Beschreibungsebenen zu berücksichtigen.

Literatur

Bleuler E (1924) Lehrbuch der Psychiatrie, 4. Aufl. Springer, Berlin

Kaiya H, Uematsu M, Ofuji M, Nishida A, Morikiyo M, Adachi S (1989) Computerised tomography in schizophrenia – Familial versus non-familial forms of illness. Br J Psychiatry 155:444–450

Kraepelin E (1918) 100 Jahre Psychiatrie. Springer, Berlin

Retzer A, Simon FB, Weber G, Stierlin H, Schmidt G (1989) Eine Katamnese manisch-depressiver und schizo-affektiver Psychosen nach systemischer Familientherapie. Familiendynamik 14:214–235

Stierlin H (1989) Individuation und Familie. Suhrkamp, Frankfurt

PSYCHIATRIE OHNE PSYCHODYNAMIK UND OHNE PSYCHOTHERAPIE?

G. Benedetti

„Hauptsorge: viele Psychiater empfinden es nicht mehr als Hauptsache, daß sich der Arzt persönlich des Kranken annimmt. Zum Glück bist Du und bleibst Du ein Vertreter unserer Psychiatrie, für die der einzelne Kranke die Hauptsache bedeutet".

(Aus einem Brief von Manfred Bleuler an mich, Oktober 1990)

Wenn ich im folgenden über den Stellenwert der Psychodynamik und der Psychotherapie (beide sind untrennbar miteinander verbunden) in der Psychiatrie der Gegenwart und der Zukunft etwas aussagen soll, möchte ich zunächst feststellen, daß es Psychotherapie und Psychotherapien gibt. Um es kurz vorwegzunehmen: Die Singularform bedeutet, daß die Psychotherapie die menschliche Grundlage der Psychiatrie ist; die Pluralform hingegen meint, daß die Vielfalt der Methoden nach der Notwendigkeit einer vergleichenden Nachprüfung ihrer theoretischen Gerüste und ihrer Effizienz ruft.

Getrennt möchte ich beide Feststellungen diskutieren:

1) Psychotherapie im grundsätzlichen Sinne des Wortes bedeutet für mich teilnehmendes Gespräch mit dem Kranken, dessen Psychopathologie nicht einmal objektiv dasteht, sondern erst in unserer Resonanz auf ihn eingeschätzt wird, im gleichzeitigen Versuch, auf ihn einzugehen. Den psychisch Kranken auf sein persönliches, unwiederholbares Leiden ansprechen, seine einmalige Lebensgeschichte verstehen, seine schwer verwirklichbaren Daseinsmöglichkeiten anregen, ihn auch in seiner teilweisen Unfähigkeit sich zu wandeln, anzunehmen, ist das Wichtigste, was das bald zu Ende gehende Jahrhundert der Psychiatrie bis heute gesagt hat.

   Jeder aufgeschlossene Psychiater erlebt das auf seine Art und Weise. Ich selber blicke auf drei Grunderlebnisse am Anfang meiner psychiatrischen Laufbahn zurück: die Begegnung mit den Geisteskranken in der italienischen Psychiatrie während den ersten Nachkriegsjahren; die Bleuersche Psychiatrie; die Schriften von Adolf Meyer. Noch heute lese ich in einem amerikanischen „Comprehensive Textbook of Psychiatry" die Sätze:

   > Meyer recognised the need to obtain the cooperation of the health's part of the patient's ego and believed that the healthier aspects for patient's personalities should be the starting point for treatment ... The therapist describes their difficulties in

specific details, using the patient's concepts and language to communicate therapeutic help and advice... With the guidance of the psychiatrist, patients investigate their personality problems and their relative importance, reconstruct the origins of their conflicts and device healthier behavioral patterns" (Weiner 1985).

Diese Sätze zu zitieren scheint mir nicht überflüssig, weil meine Psychotherapie der Psychosen, die wesentlich auf dem Begriff der Positivierung sowie des Bündnisses mit der gesünderen Patientenseite beruht, im Versuch gründet, gerade aus der verzerrten Sprache der Kranken jene Ausblicke zu gewinnen, welche die Patienten selber dann als „progressive Psychopathologie" erleben können.

Zu dieser „psychiatrischen Psychotherapie", die mir vor allem die jahrzehntelange Zusammenarbeit mit Manfred Bleuler erschlossen hat, gehört aber auch die fundamentale *psychodynamische Einsicht in die Konfliktstruktur des leidenden Menschen.* Noch als junger Assistent im „Burghölzli", noch bevor ich eine psychoanalytische Ausbildung genoß, wurde ich mit den Worten vertraut, die sich aus der Zusammenarbeit von Eugen Bleuler mit Freud und Jung ergeben hatten: Konflikt, Widerstand, Abwehr, Komplex, Introjektion, Projektion, usw. 40 Jahre Arbeit in psychiatrischen Kliniken hat mir dann gezeigt, wie sehr viele psychoanalytische Begriffe zum alltäglichen Sprachgebrauch der jungen Psychiater gehören, wie sehr die psychoanalytische Ideentradition die klinische Psychiatrie viel mehr beeinflußt hat, als die wissenschaftliche Hochblüte das heute wahrhaben will.

2) Die Entwicklung unseres Wissens im letzten halben Jahrhundert hat auf dem Gebiet der Psychotherapie zu einer großen Vielfalt der Methoden geführt (von denen heute mehr als 100 aufgezählt werden), die aber untereinander nicht (wie naturwissenschaftliche Hypothesen) zu vergleichen und zu prüfen sind, weil *die Subjektivität des Psychotherapeuten ein unerläßliches Werkzeug der Psychotherapie selber ist.* Das ist zunächst, menschlich gesehen, Bereicherung; das bedeutet aber auch Verunsicherung des naturwissenschaftlich ausgebildeten Arztes, der das Subjektive in der Psychiatrie – sowie vielfach in der Medizin – möglichst ausschalten möchte.

Eine fast verwirrende Vielfalt begegnet uns heute tatsächlich. Wieviele psychodynamische Modelle, wieviele Theorien, sind im Verlauf von 100 Jahren entworfen worden! Vielleicht war die bekannte Intoleranz Freuds gegenüber den Varianten seiner Theorie, die seine Schüler vorschlugen, auch der Ausdruck einer unbewußten Angst des sich dem naturwissenschaftlichen Erkenntnisideal verpflichtet fühlenden Forschers davor, daß der Subjektivität Tür und Tor geöffnet würden.

Ich werde später erwähnen, wie die heutige Schulpsychotherapie besonders in Amerika versucht, ähnlich wie die Psychiatrie auf diagnostischem Gebiet, einheitliche Richtlinien zu entwerfen. Zunächst möchte ich aber als der Psychotherapeut sprechen, der gewöhnt ist, in den Krisen der Menschen die positiven Aspekte zu entdecken, welche ohne jene Krisen auch nicht möglich wären.

Die *Vielfalt* der Modelle hat die *unzähligen* Sonderaspekte des menschlichen Leidens beleuchtet, denen wir zusammen mit unseren Patienten immer wieder anders ausgeliefert sind. Der vom Psychotherapeuten angehörte Mensch läßt sich eben nicht auf eine einheitliche Weise festlegen. Die Psychotherapie, die mit den Zerrformen des Geists konfrontiert ist, muß an die Philosophie grenzen, für die es kein DMS-III oder DMS-XXX gibt. Der Vorteil aber, den wir aus dieser Situation schöpfen, ist der, daß es heute kaum einen persönlichen Leidenszustand gibt, der nicht von einer variationsreichen Psychodynamik verstanden werden könnte, und zwar nicht nur im Bereich der (aus dem DMS-III verschwundenen) Neurose, sondern auch der Psychosen. Eine große Bereicherung der Psychopathologie ist aus der Entwicklung von vorwiegend deskriptiven Gesichtspunkten zu psychodynamischen Reflexionen hervorgegangen.

Wie aber – könnte an diesem Punkt mein fiktiver Widersacher einwenden – steht es mit der Tatsache, daß es heute kaum eine psychodynamische Theorie gibt, die nicht ständig umgeformt, gegensätzlich ausgestaltet, umgedeutet wird? Die „endlose Umdeutbarkeit" der menschlichen Träume war schon vor 30 Jahren ein Einwand von Jaspers gegen die Psychoanalyse.

Er hatte schon Recht bei der Feststellung dieses Phänomens; aber seine kritische Deutung ist auch „umdeutbar"! *Meine* Deutung läßt sich nämlich so formulieren:

Verstehensmodelle enthalten notwendigerweise auch unsere Projektionen. Wir können die menschliche Welt und die Psyche nur insofern verstehen, als wir auch unser eigenes Selbst auf sie projizieren, um mit ihr Kontakt aufzunehmen. Unsere Verstehensmodelle sind alle „transactional objects" im Sinne Winnicots: So wie das Kind die Welt exploriert und sich aneignet, indem es sich an sie ausliefert, sich auf sie projiziert, sich in sie verlegt, so können wir die fremden Aspekte unserer Patienten erfassen, indem wir projizierend uns an die Patienten ausliefern. Bleiben wir aber auf dem hohen Roß des naturwissenschaftlichen Erkenntnisideals sitzen, so haben wir bestenfalls dieses, aber nicht unsere Patienten, verstanden.

Der dritte Einwand meines fiktiven Widersachers würde dann schließlich die Ergebnisse der psychotherapeutischen Arbeit betreffen. Wie steht es nun mit der Tatsache, daß wir Psychotherapeuten keine wirklich befriedigenden Statistiken hervorbringen? Wäre dann die Wirkung der Psychotherapien ein für alle Male wirklich bewiesen? Aber nein, wir werden vielmehr überführt, daß „kontrollierte Studien", die heute in der wissenschaftlichen Psychiatrie gefordert werden, besonders die individuelle Psychotherapie also, die eigentliche Quelle der Psychodynamik (etwa im Vergleich zur Rehabilitation, Gruppenarbeiten usw.) katamnestisch in Frage stellen, bezweifeln oder gar ablehnen.

Um nur ein Beispiel zu erwähnen: Kontrollierte Studien der Schizophrenieverläufe zeigen eindeutig, daß nichtpsychodynamische Behandlungsmethoden, wie Behaviortherapie, „educational methods", „social training" usw. zu einer besseren professionellen Anpassung der Patienten, zu einer größeren Abnahme der Rehospitalisierungen führen (z. B. Liberman u. Mueser 1989). Natürlich entstehen diese effektiveren sozialen oder familiären Arbeitsmethoden auch auf dem Boden jener allgemeinen psychotherapeutischen Gesinnung, die ich vorher als Grundlage der Psychiatrie bezeichnet habe. Das ist, auf der einen Seite, schon wesentlich, aber auf der anderen Seite noch zuwenig, wenn man sich für eine so zeitlich aufwendige Arbeit wie eine individuelle Psychotherapie entscheiden will. Hat sie noch einen Sinn? Ist sie im Zeitalter der Überbevölkerung, wo „kreative Regression" und „Individuation" nur das Privileg von wenigen Patienten sein können und selber dort nicht meßbar sind, bereits veraltet?

Viele denken so. Kürzlich hat sich auf einem Schizophreniesymposium ein Sozialpsychiater folgendermaßen geäußert:

„If by psychotherapy we mean treatment aimed at gradually improving the patient's communicative behaviours, obtained by communicative action on the part of the therapist, this suffers from the double disadvantage of being neither subject to bureaucratic control nor really requested or appreciated. The therapeutic change almost always involves a transitional stage of instability or crisis, while control and sedation do not; it is thus clear that therapy will be considered desirable as long as it remains an abstract concept but will, in actual practice, often meet with hostility in all contexts. The opposite is true of sedation-control. The „standard facilities" offered by the community psychiatry service (in terms of staff, roles and job descriptions) do not, in reality, provide for needs related to the actual process of therapy and rehabilitation" (Siani et al. 1990).

Wer nun auf Grund dieser Ausführungen glauben sollte, daß man in der Verbindung von Rehabilitation und Medikation eine eindeutige Lösung gefunden habe, wird eines besseren gerade durch einen psychosozialen Forscher wie Liberman belehrt, der auch auf die Grenzen hinweist:

„It is likely, that indefinite if not lifelong, psychosocial support, guidance, and training are optimal for most chronic schizophrenic patients". Oder auch: „However, when the demonstration program was terminated, the differences favoring the experimental patients evaporated rapidly. This finding underscores the need to sustain psychosocial support undefinitely" (Liberman u. Mueser 1989).

Also: Sozialtherapie ja, Heilung oft nein. Das ist die Crux bei vielen chronischen Patienten.

Auch der Psychodynamiker weiß das. Er kennt freilich die Fälle, wo die individuelle Psychotherapie die Individuation und die Autonomie der Person in einer Weise fördert, die ohne eine tiefere Begegnung mit der Lebensgeschichte nicht möglich gewesen wäre. (In unserem Mailänder Kollektiv von 50 chronischen schizophrenen Patienten hatten wir mindestens in der Hälfte der Fälle nach mehrjähriger Katamnese solch „soziale Heilungen" (Furlan u. Benedetti 1988). Aber die beurteilenden Psychotherapeuten haben doch Heilungs- und Besserungskriterien, die nicht frei von Subjektivität sein können, weil sie auch das Erleben der Kranken mit einschließen.

Es ist uns ein Trost, wenn dieses Erleben auch bei den nichtgeheilten, ja nicht einmal eindeutig sozial gebesserten Fällen doch eine subjektive Bedeutung behält. Ich erinnere mich an viele Gespräche mit solchen nichtgeheilten

Patienten meiner Mitarbeiter, und ich war davon beeindruckt, wieviele von ihnen die Bedeutung der intensiven „Tragung“ (L. Binswanger) bestätigten. *Manfred Bleuler* hat in einem Gespräch mit mir das treffende Zitat von *Montaigne* erwähnt: „Bei der Reise kommt es nicht nur auf das Reiseziel an, sondern auch auf die Reise selber.“

Wenn ich auf dem Hintergrund dieser Reflexionen die mir gestellte Titelfrage: „Psychiatrie ohne Psychodynamik und Psychotherapie?“ beantworten soll, muß ich antworten, daß sich diese Frage für mich nicht einmal stellt! Oder soll ich sie sogar umkehren und fragen: „Psychodynamik und Psychotherapie ohne Psychiatrie?“ – Doch auch das tue ich nicht, weil ich von Grund auf Psychiater bin und meine psychiatrische Ausbildung bei Manfred Bleuler als die Grundlage meiner professionellen Identität betrachte.

Viel eher möchte ich Psychiatrie und Psychotherapie als die zwei dialektischen und notwendigen Pole des sich um die psychisch kranken Menschen mühenden Denkens und Tuns betrachten. Ein wesentlicher Grund, weshalb ich in unserem Fach nicht den naturwissenschaftlichen Konsensus, sondern die dialektische Auseinandersetzung suche, möchte ich wie folgt formulieren:
Die Psychiatrie bemüht sich, als klassische Psychopathologie, um die Erfassung, Abgrenzung, Unterscheidung von Syndromen, Krankheitsbildern, nosologischen Strukturen, welche in deren Gegenüberstellung, Zeitdauer, Katamnese das Wesen des Krankseins erfaßt. Die Psychotherapie arbeitet hingegen in der umgekehrten Richtung, immer im Versuch, das Abnorme auf das auch in uns ansatzweise, latent Vorhandene, Einfühlbare, auf die universellen menschlichen Konflikte zurückzuführen. Alles wird da verständlich, und die verständlichen Konflikte, die man zunächst innerhalb einer bestimmten Gruppe von Kranken (sagen wir die Schizophrenen) entdeckt und für die Psychodynamik des entsprechenden Leidens zunächst charakteristisch hält, werden dann auch bei anderen Kranken wiedergefunden, wie: „double bind“, Pseudomutualität, „transmission of irrationality“ usw.!

Für den guten Psychotherapeuten gibt es also das Abnorme in einem gewissen Sinn nicht, wie ein Wort von Thea Schönfelder (1990) formuliert: „Was mich von meinem psychotischen Mitmenschen unterscheidet, ist meine Möglichkeit, ihn ‚heiler‘ zu sehen, als er es selbst vermag“. Diese Sichtweise steht freilich komplementär zur psychopathologischen; und die Psychiatrie lebt aus deren Dialektik.

In dieser Dialektik soll eine jede Disziplin von der anderen lernen. Wenn die Psychiatrie einerseits immer *offen auf den Einzelmenschen*, auf das einmalige Gesicht des Leidens blicken soll, so darf sich heute die Psychotherapie jener „Verwissenschaftlichung“ der Befunde nicht entziehen, die der Zeitgeist von ihr verlangt, sofern sie nicht ihren Geist verfälscht.

Unter dem Einfluß der psychiatrischen Kritik (die, wenn nicht negativ voreingenommen, ihre positive, stimulierende Wirkung entfaltet) ist die Psychotherapie der Gegenwart in ihrem Selbstverständnis strenger mit sich geworden. Die Resultate der speziellen Verfahren werden über Jahre katamnestisch verfolgt; Fragen werden aufgeworfen, wie z. B.:

„One must specify the type of psychotherapy, the characteristics of the therapist, the characteristics of the patient and the conditions under which the therapy is delivered" (O'Brien u. Woody 1989).

Auch hier, wie in der Standardisierung der Diagnostik, sind uns die Amerikaner voraus. Da werden z. B. „treatment manuals" geschrieben, die Regeln für die Psychotherapie eines jeden speziellen Syndroms enthalten (O'Brien u. Woody 1989). Es ist für einen Psychotherapeuten der älteren Generation, wie ich es bin, nicht immer leicht, sich mit Sätzen zu identifizieren, wie etwa:

„There is even some evidence that greater conformity to the manuals's recommendation is predictive of better treatment outcome".

Ich bin bereit, diese konformistische Sorge der jüngeren Kollegen ernstzunehmen, denen das wissenschaftliche Ideal auch in der Psychotherapie wichtig ist. Aber es bleibt die *Subjektivität*; beim selben Autor lesen wir:

„Recent studies have documented significant variability in results among therapists, even when therapists with similar training and experience are compared in treating similar patients. The differences between highly effective and less effective or ineffective therapists appear to be great... (but) as yet is not known which of the many therapist variables are most relevant to the outcome".

Wie sind nun, im Durchschnitt, diese Ausgänge? Aus den langwierigen Untersuchungen der heutigen Forscher gehen die selben Zahlen hervor, die C. G. Jung mir vor 30 Jahren im Gespräch aus seiner persönlichen Lebenserfahrung wie aus dem Ärmel schüttelte:

„The overall conclusion of this review was that the majority of studies, about two thirds, showed a positive psychotherapy effect".

Neu ist der Zusatz (der sich auch aus einer anderen Studie, „The Benefits of Psychotherapy"; Smith et al. 1980) ergibt:

„There was no evidence to indicate that any specific type of psychotherapy was more effective than any other". Thus, the title of the paper was: „Comparative studies of Psychotherapies. Is it true, that Everyone Has Won and All Must Have Prizes?" (O'Brien u. Woody 1989).

Wollen wir mit dieser optimistischen Folgerung des amerikanischen „Comprehensive Textbook of Psychiatry" die herausfordernde Titelfrage beantworten.

Zusammenfassung

Die Psychiatrie ohne Psychodynamik und Psychotherapie ist lediglich eine Gefahr. Die Gefahr ist die, daß bei der faszinierenden Entwicklung der mathematisch-statistischen Methoden, der Hirnforschung und der großen psychosozialen Probleme der einzelne Kranke als einmaliger Mensch, also die Grundfrage der Psychiatrie selber, vergessen wird.

Es gibt in der Entwicklung eines nicht nur naturwissenschaftlichen, sondern auch anthropologischen, hermeneutischen und philosophischen Faches, wie es eben die Psychiatrie ist, nicht nur Fortschritte – zu ihrem Wesen gehört auch die Möglichkeit des Rückschrittes im Selbstverlust, wie schon vor 30 Jahren Ludwig Binswanger dies einmal in einem Vortrag erwähnte und die heute besonders Manfred Bleuler als seine Hauptsorge bezeichnet. Die Gefahr ist aber auch das Risiko, dessen Aushalten die Psychiatrie als eine Lehre vom Menschen begründet.

Literatur

Furlan PM, Benedetti G (1988) Referat am IX. Symposium für die Psychotherapie der Schizophrenie. Turin, 1988 (noch unpubliziert)

Liberman RP, Mueser KT (1989) Schizophrenia: Psychosocial treatment. In: Kaplan HI, Sadock BJ (eds) Comprehensive textbook of psychiatry, Vol I. Williams & Wilkins, Baltimore, pp 732–744

O'Brien C, Woody G (1989) Evaluation of psychotherapy. In: Kaplan HI, Sadock BJ (eds) Comprehensive textbook of psychiatry, Vol II. Williams & Wilkins, Baltimore, pp 1568–1573

Schönfelder T (1990) Gegenwärtigkeit und therapeutischer Prozeß. In: Lempp R (Hrsg) Die Therapie der Psychosen im Kindes- und Jugendalter. Huber, Bern

Siani R, Siciliani O, Burti I (1990) Psychotherapy for psychotics in the mental health service. In: Borri P, Quartesan R (eds) USA-Europe Joint Meeting on Therapies and Psychotherapy of Schizophrenia. Arp, Perugia, pp 125–138

Smith ML, Glass GV, Miller IT (1980) The benefits of psychotherapy. The Johns Hopkins University Press, Baltimore

Weiner MF (1985) Theories of personality and psychopathology. In: Kaplan HI, Sadock BJ (eds) Comprehensive textbook of psychiatry. Williams & Wilkins, Baltimore, p 451

DIE SOZIALE DIMENSION – UNENTRINNBAR, UNVERZICHTBAR! (GEZEIGT AM BEISPIEL DER SCHIZOPHRENIE)

L. Ciompi

„Psychische Störungen sind nur in ihrem sozialen Kontext adäquat zu verstehen". „Zwischen psychischen Störungen und sozialer Umwelt bestehen immer enge Wechselwirkungen". „Alle psychischen Störungen sind sozial (mit-)bedingt". Solche und ähnliche Formulierungen liegen uns in den Ohren, wenn wir an den psychiatrischen Stellenwert der sog. „sozialen Dimension" denken, der im vorliegenden Beitrag reflektiert werden soll. Auf der andern Seite klingen freilich auch ganz gegenläufige Ideen an, wie etwa Griesingers berühmte – und neuerdings wieder aktuelle – These aus dem letzten Jahrhundert: „Geisteskrankheiten sind Gehirnkrankheiten", oder die periodisch überhandnehmende Überzeugung, daß alle wichtigen psychischen Störungen vorwiegend genetisch bedingt seien, wogegen soziale Faktoren darin, wenn überhaupt, höchstens eine „pathoplastische" Rolle spielen würden.

Beide Positionen markieren Polaritäten, die das moderne psychiatrische Denken von seinen Anfängen bis auf den heutigen Tag begleiten und prägen. Im folgenden will ich dem wechselnden Stellenwert dieser „sozialen Dimension" ein wenig nachspüren und dann auch versuchen, auf das im Titel anvisierte Rahmenthema dieses Buches ein Stück weit einzugehen. Als Orientierungspunkt und Beispiel mag dabei das ungelöste Rätsel der Schizophrenie dienen – nicht nur weil es an einem neuralgischen Kreuzpunkt zwischen den verschiedenen Schul- und Lehrmeinungen angesiedelt ist und damit das zu diskutierende Problem besonders deutlich spiegelt, sondern auch, weil es meiner eigenen Arbeit am nächsten liegt.

Soziale Dimension und Zeitgeist

Im historischen Rück- und Überblick erscheint uns die „soziale Dimension" im psychiatrischen Denken unter mindestens zwei recht verschiedenartigen Aspekten: Auf der einen Seite beeindrucken, wie schon angedeutet, tiefgehende und fast rhythmisch anmutende Wechsel und Veränderungen in der Bedeutung, die offensichtlich den sozialen Faktoren im wissenschaftlichen Bewußtsein im Lauf der Zeit beigemessen wird – und auf der anderen Seite scheinen gerade diese Schwankungen selber den jeweiligen unbewußten „Zeitgeist", und damit einen tieferen Aspekt der gleichen „sozialen Dimension", getreulich widerzuspiegeln. Fast sieht es – vielleicht gerade auch im Hinblick auf die aktuelle „biologische Welle" – sogar danach aus, wie wenn die soziokulturellen Verstrickungen psychiatrischen Denkens und Handelns umso nachhaltiger am Werk wären, je weniger sie der vorherrschenden wissenschaftlichen Ideologie bewußt sind. Mit andern Worten: Die „soziale Dimension" ist, ob reflektiert oder nicht, offensichtlich unentrinnbar. Im weiteren Verlauf meiner Überlegungen hoffe ich zu zeigen, daß sie auch unverzichtbar ist.

Schon die Anfänge der modernen Psychiatrie in den ersten Jahrzehnten des letzten Jahrhunderts erscheinen uns – zu Recht oder zu Unrecht – heute als eine Epoche, in welcher der Einfluß von zeitbedingten soziokulturellen Rahmenbedingungen besonders deutlich war: Die „Befreiung der Irren aus ihren Ketten" durch einen Pinel etwa, aber darüber hinaus auch ihre allmähliche Loslösung aus der Verstrickung mit dem mittelalterlichen Hexen- und Teufelsglauben trägt eindeutig aufklärerisch-sozialkritische Züge ganz entsprechend dem damaligen Zeitgeist. Nicht anders verhält es sich in der nachfolgenden Periode des „moral treatment" mit seiner erstaunlichen Vorwegnahme modernen sozialpsychiatrischen Gedankenguts speziell im England des mittleren 19. Jahrhunderts. So scheint etwa das damalige Streben nach einer möglichst „natürlichen" und „gemeindenahen" Pflege der Geisteskranken, nach Frühentlassung und Wiedereingliederung in die Gesellschaft doch ganz wesentlich von romantischen und pietistischen Zeitströmungen à la Rousseau mitgeprägt zu sein. Ist es abwegig, zumindest in Teilbereichen eine untergründige geistige Verwandtschaft jener Zeit mit dem „Geist von 1968" und der antipsychiatrischen Bewegung zu vermuten, aus denen die heutige Sozialpsychiatrie ihrerseits so wesentliche Impulse empfing?

Nicht weniger durch die materialistischen Wandlungen des Zeitgeists geprägt ist zweifellos auch die wissenschafts- und fortschrittsgläubige Psychiatrie der zweiten Hälfte des 19. Jahrhunderts mit ihrer von Griesinger, Meynert und Wernicke begründeten organisch-neurologischen Wende und „Medikalisierung", wie sie sich besonders deutlich in der Schaffung von großen – und zumeist noch heute bestehenden – psychiatrischen Krankenhäusern widerspiegelt. An der gleichzeitigen „Verdrängung" der psychisch Kranken aus der urbanen Gemeinschaft irgendwo weitab ins Grüne waren allerdings zumindest vordergründig durchaus auch milieutherapeutische Überlegungen beteiligt. Gewaltigen Auftrieb erfuhr im übrigen diese erste „biologische Welle" um die Jahrhundertwende dann bekanntlich einerseits mit der Wiederentdeckung der – eigentlich schon seit 1865 bekannten – Mendelschen Erbgesetze durch Correns, Tschernak und de Vries, und andererseits mit der stufenweisen Aufklärung der syphilitischen Natur der progressiven Paralyse bis zum definitiven Nachweis der Spirochaeta pallida im Paralytikergehirn durch Noguchi und Moor im Jahr 1913.

Hirnanatomische, hirnphysiologische und nosologisch-klassifizierende Studien beherrschten die wissenschaftliche Psychiatrie jener Zeit, während das Interesse an sozialen Aspekten mehr und mehr abflaute. Im Vordergrund stand jahrzehntelang die Morelsche Degenerationslehre sowie die Suche nach klar abgrenzbaren biologisch-genetisch begründeten sog. „Krankheitseinheiten" mit einheitlichen Ursachen, Erscheinungsbildern und Verläufen nach dem Muster der Infektionskrankheiten. Ihren zumindest vorläufigen krönenden Abschluß fand diese Entwicklung gegen Ende des Jahrhunderts in den großartigen – und in ihren zentralen Aspekten noch heute gültigen – nosologischen Visionen eines Kraepelin.

Nun sind freilich solche pauschalen Aussagen in mancher Hinsicht zu einseitig. Denn neben, hinter oder „unter“ dem dominierenden wissenschaftlichen Hauptstrom waren gleichzeitig immer auch vielerlei gegenläufige Strömungen am Werk, die von der Jahrhundertwende an dann u. a. mit der Freudschen Psychoanalyse mächtig ans Tageslicht drängten und in der Folge immer weitere Bereiche des psychiatrischen Denkens erfaßten. Schon in den Unterschieden zwischen Eugen Bleulers Schizophreniebegriff (1911) und Kraepelins ursprünglichem Konzept der „Dementia praecox“ (1896) macht sich – vermittelt von Jung – der Einfluß eines neuen und letztlich auf Freud zurückführbaren psycho- und soziodynamischen Denkens deutlich bemerkbar: Hinter den seltsamen Assoziationen und wahnhaften oder halluzinatorischen Produktionen der „Verrückten“ wird jetzt ein dem Traum ähnlicher geheimer Sinn vermutet, und von den – als organisch vorausgesetzten – schizophrenen „Primärstörungen“ werden sog. „Sekundärstörungen“ abgegrenzt, die in Form und Inhalt psychologisch ableitbar und in manchen ihrer Elemente lebensgeschichtlich verstehbar sind. Noch viel größeres Gewicht erlangt die Lebensgeschichte – und damit auch die soziale Dimension – später dann bei Alfred Adler und den von ihm stark beeinflußten amerikanischen sog. „Kulturalisten“ bis zu Harry Stack Sullivan, Karen Horney, Frieda Fromm-Reichmann in den 30er und 40er Jahren. Aber auch im ganzheitlich „psychobiologischen“ Ansatz eines Adolf Meyer, des „Vaters der amerikanischen Psychiatrie“, spielt die soziale Dimension eine zentrale Rolle. Übrigens war an dieser Entwicklung ebenfalls seine Frau beteiligt: Sie gilt nämlich, wie bei Alexander et al. (1969) zu lesen ist, als die „erste amerikanische Sozialarbeiterin“! Fast die ganze, weltweit namentlich in der Erziehung über Jahrzehnte hin einflußreiche „Mental-Hygiene-Bewegung“ mit ihrem starken Interesse für soziale Prävention läßt sich von Meyers Denken herleiten. Von beiden Entwicklungslinien aus laufen Fäden weiter bis hin zur mächtigen psycho- und soziodynamischen Welle der 50er und 60er Jahre, und von dort bis zur modernen Sozialpsychiatrie.

Nicht zu verkennen ist allerdings, daß parallel zu diesem zunächst vorwiegend angelsächsischen „main-stream“ auf den Grundlagen der klassischen deutschen, französischen und skandinavischen Psychopathologie auch eine gegensinnige biologisch-genetisch orientierte Forschungstradition ständig weiterläuft, aus welcher schließlich die neue, alles Bisherige in den Schatten stellende „biologische Welle“ hervorgehen wird, mit der wir gegenwärtig konfrontiert sind.

„Biologische Welle“ versus „psychosoziale Welle“

Damit aber haben wir schon weit in die Gegenwartssituation vorgegriffen. Bevor wir uns ihr vollends zuwenden, wollen wir unter besonderer Berücksichtigung des Schizophrenieproblems doch noch etwas näher ins Auge fassen, wie es seinerzeit überhaupt zur erwähnten „psycho- und soziodynamischen Welle" und später zu einer „biologischen Gegenwelle" kam. Der Bezug zu 1968 und zur Antipsychiatrie wurde bereits hergestellt; auch er ist wesentlich gesellschaftskritischer Art und verweist damit direkt auf die „soziale Dimension". Andere Ursprünge der psychosozialen Welle der 50er bis 70er Jahre hängen mit dem Aufschwung der Psychoanalyse und deren Querverbindungen zu den schon genannten amerikanischen „Kulturalisten" zusammen. Neben Frieda Fromm-Reichmann, Silvano Arieti und John Rosen in den USA leisteten näher bei uns indessen auch Matti Siralaa und Yriö Alanen in Finnland, Marguerite Sechehaye, Gaetano Benedetti und Christian Müller in der Schweiz von verwandten Positionen aus Pionierarbeit in der Anwendung der psychoanalytischen Methode auf die Schizophreniebehandlung. Aufsehenerregende Einzelerfolge sogar bei langjährig chronifizierten Schizophrenen wie etwa die von Christian Müller berichteten Fälle (1955, 1961) brachten das Dogma von der ausschließlich endogen-organischen Natur der schizophrenen Zustände ins Wanken. Aber auch das alte Freudsche Dogma von der Übertragungs- und damit Psychotherapieunfähigkeit der Schizophrenen erwies sich als revisionsbedürftig. Nicht zuletzt solchen Infragestellungen sind schließlich ebenfalls die neuen familiendynamisch und -therapeutisch orientierten Ansätze zu verdanken, die in den 50er und 60er Jahren unter der Führung von Forschern wie Gregory Bateson, Mara Selvini-Pallazoli, Helmut Stierlin, Luc Kaufmann und anderen in die Schizophreniebehandlung Einzug hielten. Insbesondere Batesons Double-bind-Hypothese (Bateson et al. 1956) hielt viele Schizophrenietherapeuten jahrzehntelang in Atem. Faszinierende Querverbindungen von der Psychiatrie zu dynamisch sich entwickelnden Nachbarwissenschaften ergaben sich dabei durch den Einbezug von kybernetischen, system- und kommunikationstheoretischen Konzepten, deren integratives Potential – gerade auch im Hinblick auf die heute dringlicher denn je notwendige Brückenbildung zwischen psychodynamischen, soziodynamischen und biologischen Denkweisen – m. E. noch bei weitem nicht ausgeschöpft ist. Ich werde auf dieses Thema noch zurückkommen.

Wichtige Impulse, die der mancherorts bis weit in die 70er Jahre hinein ständig noch anschwellenden „psychosozialen Welle" zuflossen, kamen aber auch aus den nüchternen empirischen Fragestellungen, wie sie den Untersuchungen der Forschungsgruppen um Wing, Brown und anderen englischen Sozialpsychiatern zugrundelagen. So konnten Wing u. Brown (1970) in ihrer berühmten Monographie zum Institutionalismussyndrom nachweisen, daß die charakteristische psychosoziale Einengung und Unterstimulation auf geschlossenen Chronikerabteilungen psychiatrischer Krankenhäuser alten Stils keineswegs nur bei Schizophrenen, sondern überhaupt bei dauerhospitalisierten Langzeitpatienten aller Art zu immer wieder ähnlichen Zuständen von sozialem Rückzug, Einengung, affektiver und kognitiver Verflachung und Stereotypisierung führen kann, wie sie ursprünglich als typisch nur für die „schizophrene Demenz" galten. Andere angelsächsische Arbeiten, die die Aufmerksamkeit auf die Beeinflussung des Schizophrenieverlaufs durch soziale Faktoren lenkten, galten dem familiären Kommunikationsstil, den „expressed-emotions" und dem „affektiven Stil" im familiären Umfeld der Kranken sowie den sog. „life-events" im Vorfeld von psychotischen Dekompensationen und Rückfällen. Während der rückfallfördernde Einfluß von „high-expressed-emotions" bis in die jüngste Zeit hinein immer wieder nachgewiesen werden konnte, ist es um die „life-events" – nicht zuletzt der großen methodologischen Schwierigkeiten und entsprechenden Widersprüchlichkeit der Resultate wegen – wieder stiller geworden.

Im gleichen Zusammenhang sind eine Reihe von Arbeiten zur Langzeitentwicklung der Schizophrenie zu erwähnen, an denen auch wir selber beteiligt waren: Drei große, in den 60er und 70er Jahren im deutschen Sprachraum ganz unabhängig voneinander unternommene katamnestische Nachuntersuchungen über mehrere Jahrzehnte – insgesamt wurden durchschnittlich 21- bis 37jährige Verläufe bei über 1000 Fällen untersucht – ergaben mit verblüffender Übereinstimmung nicht nur statistisch erheblich bessere langfristige Verlaufstendenzen als bisher allgemein angenommen, sondern auch eine derartige Vielfalt von Verlaufsmöglichkeiten, daß biologisch-organische Faktoren allein zu ihrer Erklärung kaum mehr ausreichen (vgl. Bleuler 1972; Ciompi u. Müller 1976; Huber et al. 1979). Ganz ähnliche Langzeitbeobachtungen wurden in der Folge auch aus verschiedenen anderen Gegenden der Welt berichtet; besonders bemerkenswert sind ihrer hervorragenden Methodologie wegen die retrospektiv-prospektiven Untersuchungen von Harding et al. (1987a, b) aus den USA, in denen ähnlich günstige und vielfältige langfristige Verlaufstendenzen selbst bei gesicherten DSM-III-Schizophrenien nachgewiesen werden konnten. Für einen erheblichen Einfluß von Umweltfaktoren sprechen ferner eigene Untersuchungen zum Rehabilitationsgeschehen, bei denen sich zeigte, daß eine zumindest partielle Wiedereingliederung psychiatrischer Langzeitpatienten in eine normale Wohn- und Arbeitssituation bei etwa einem Drittel bis der Hälfte von adäquat betreuten Fällen gelingen kann. Bemerkenswerterweise scheint dabei der Rehabilitationserfolg weit weniger von psychopathologischen und diagnostischen als vielmehr von psychologischen, sozialen und situativen Faktoren – darunter namentlich den Zukunftserwartungen aller Beteiligten – abzuhängen. Frappierend ähnliche Befunde wurden ebenfalls in mehreren amerikanischen Untersuchungen erhoben (vgl. Anthony u. Jansen 1984; Ciompi 1989a).

Aufgrund solcher und ähnlicher Beobachtungen entwickelten einige psycho-, sozio- und systemdynamisch orientierte Schizophrenieforscher theoretische Fragestellungen ganz neuer Art bis hin zur Frage, ob vielleicht die ganze „chronische Schizophrenie" in Wirklichkeit gar nicht schizophreniespezifisch, sondern zumindest teilweise, wenn nicht gar überwiegend, ein „psychosozialer Artefakt" sein könnte (Ciompi 1980). Gleichzeitig entstanden in der Praxis mit der Zeit vielerorts ganze Netzwerke von neuartigen sog. „flankierenden" Übergangseinrichtungen wie Tages- und Nachtkliniken, Wohnheime, Rehabilitationszentren, beschützende Werkstätten, Tageszentren, Kriseninterventionsstationen, gemeindepsychiatrische Stützpunkte mit mobilen Equipen etc. zur Teilzeitbehandlung und sozialen Wiedereingliederung von schizophrenen Langzeitpatienten. Die weltweite Desinstitutionalisierungswelle bis hin zur italienischen Schizophreniereform hat in solchen und ähnlichen Entwicklungen einen ihrer Ursprünge.

Andererseits aber wurde spätestens mit den beginnenden 80er Jahren auch deutlich, daß manche der seinerzeit hochgespannten Hoffnungen und Erwartungen, die von 1968 her mit der beschriebenen „sozialpsychiatrischen Welle“ verbunden waren, zurückgeschraubt werden mußten. Nicht nur hatte die Desinstitutionalisierung neben günstigen Effekten dort, wo die genannten flankierenden Einrichtungen tatsächlich zur Verfügung standen, auch z. T. geradezu verheerende Folgen, wenn solche nicht oder bloß in ungenügendem Maß geschaffen wurden: Die große Zahl von obdachlosen und verelendeten Psychiatriepatienten, die nach der ersatzlosen Schließung vieler großer „State Hospitals“ heute noch die Untergrundstationen, Bahnhöfe und Slum-Quartiere amerikanischer Städte bevölkern, legen davon ein erschreckendes Zeugnis ab. Aber auch bei zureichender spitalexterner Pflege kamen die chronisch schizophrenen Zustände entgegen den ursprünglichen Utopien keineswegs einfach zum Verschwinden. Vielmehr mußte man erkennen, daß sich institutionalismusartige Syndrome durchaus auch in Tageskliniken, Wohnheimen und selbst in den eigenen Familien entwickeln können. Auch sammelten sich in den weiterbestehenden psychiatrischen Krankenhäusern eine neue Art von Langzeitpatienten, die sog. „new long-stay patients“ an, die neben schizophrenen Störungen oft auch noch an Drogen-, Alkohol- oder Medikamentenabhängigkeit oder an somatischen Krankheiten – mit Einschluß neuerdings von AIDS – litten. Bei solchen Patienten versagen oft selbst die differenziertesten sozialpsychiatrischen Rehabilitationsmethoden.

Diesen negativen Erfahrungen auf der einen, und der Entwicklung von faszinierenden neuen biologisch-biochemischen Untersuchungsmethoden wie etwa den computergestützten bildgebenden Verfahren (CT, PET, NMR etc.) oder der spektralanalytischen Elektroenzephalographie auf der anderen Seite verdankt die aktuelle „biologische Welle“ zweifellos zu einem guten Teil ihre Entstehung. Aber auch die seit der Entdeckung der Psychopharmaka in den 50er Jahren immer mächtiger in Schwung gekommene Pharmaforschung spielt dabei eine wichtige Rolle. In der Schizophrenieforschung wirkte insbesondere die 1978 erstmals von Carlsson formulierte Dopaminhypothese sehr stimulierend. Es würde viel zu weit führen, wenn ich hier versuchen wollte, auf die enorme Zahl von interessanten Ergebnissen der jüngeren biologischen Grundlagenforschung auch nur im Schizophreniebereich näher einzugehen. Einige summarische Hinweise, so etwa auf die sich häufenden Beobachtungen von Hirnventrikelerweiterungen bei einer Untergruppe von Schizophrenen, auf Anhaltspunkte für Hypo- und Dysfunktionen im Frontalhirnbereich, oder für rechtslinks-hemisphärische Differenzen müssen genügen. Vielleicht am vielversprechendsten sind aus meiner Sicht gewisse Befunde, die für eine mögliche „Limbopathie“ bei Schizophrenen sprechen, denn sie passen ausgezeichnet zu den

Überlegungen und Hypothesen, die ich im Zusammenhang mit meinem Konzept der „Affektlogik" (Ciompi 1982) seit Jahren zum Zusammenspiel zwischen affektiven und kognitiven Funktionen und dessen Störungen bei Schizophrenen entwickelt habe. Ich werde auch auf dieses Thema noch zurückkommen.

Psychiatrie am Scheideweg – wie weiter?

Wir wissen alle, daß mit jeder solchen „Welle" – sowohl der biologischen wie der psychosozialen, der psychoanalytischen oder verhaltenstherapeutischen – neben der unzweifelhaften Chance des Erkenntnisfortschritts in einem Spezialgebiet auch gravierende Gefahren der Isolierung und reduktionistischen Verabsolutierung in der einen oder anderen Richtung einhergehen. Ist es das, was für die Zukunft droht: Eine heillose Zersplitterung der Psychiatrie in eine Vielzahl von biologischen, psychodynamischen, soziodynamischen und anderen Spezialdisziplinen ohne irgendwelche gemeinsame Sprache noch verbindende Theorie? Oder werden unter dem Druck der gegenwärtig lawinen- bis dampfwalzenartig voranschreitenden biologischen Forschung und der massiven Unterstützung, welche diese Forschungsrichtung nicht nur durch die Industrie, sondern auch durch andere von ihrer reduktionistischen Exaktheit bestochene Geldgeber selektiv genießt, sogar die Biologen oder „Organiker" unter den psychiatrischen Forschern die „Psychiker" und „Soziologen" schließlich völlig verdrängen? Mit andern Worten: Droht eine „Psychiatrie ohne Psyche", eine „Seelenheilkunde ohne Seele" – und steht die ganze psycho- und soziodynamische Denk-, Forschungs- und Behandlungsrichtung innerhalb der psychiatrischen Wissenschaft und Kunst in Gefahr, an nichtärztliche Berufsgruppen verlorenzugehen? Fast mag es so aussehen, wenn man an die weltweiten aktuellen Trends etwa in der Besetzung von psychiatrischen Lehrstühlen und deren Folgen für die Ausbildung der künftigen Psychiater denkt.

Indessen meine ich doch auch manche Anzeichen dafür zu erkennen, daß untergründig ein mächtiger Entwicklungsstrom im Gegenteil auf eine zunehmend bessere Synthese zwischen psychologisch-psychodynamischen, soziodynamischen und biologischen Denkweisen hinsteuert. Jedenfalls ist es auffallend, welch starken Widerhall vor Jahren schon das ganzheitlich bio-psychosoziale Modell George Engels (1977) weit über die Psychiatrie hinaus in der gesamten Medizin fand. Auch einigen sich gerade in den letzten Jahren Vertreter unterschiedlichster Spezialrichtungen an Kongressen und Symposien zumindest verbal frappierend einmütig auf die Notwendigkeit der Entwicklung von integrativ „bio-psychosozialen" bzw. „psycho-sozio-biologischen" Denk-, Verstehens- und Handlungsmodellen.[1] Offensichtlich entspricht die Suche nach

[1] Warum eigentlich „bio-psychosozial"? Ich meine, daß die Psychiatrie es nach wie vor in erster Linie mit der Psyche, in zweiter Linie mit dem Sozialen, und in dritter Linie mit dem Biologischen zu tun hat. Der Ausdruck „psycho-sozio-biologisch" ist m. E. deshalb vorzuziehen.

solchen Modellen als „Gegenwelle" zur erwähnten Zersplitterungsgefahr einem enormen latenten Bedürfnis. Nicht zu übersehen ist ferner, daß immer mehr führende Psychiater – zuletzt etwa Sabskin (1990) im *American Journal of Psychiatry*, aber ich könnte viel näher bei uns auch die Voten von Roland Kuhn oder Hans Heimann anläßlich der kürzlichen Emeritierung des letzteren in Tübingen im Oktober 1990 nennen – der Entwicklung von integrativ „biologisch-psychosozialen" Modellvorstellungen das Wort reden und in Praxis und Forschung tatsächlich einem multikonditionalen Ansatz auch zutiefst verpflichtet sind.

Daß ein solcher mehrdimensionaler Ansatz z. Z. wohl am meisten Aussichten hat, einiges Licht in das Dunkel zu bringen, das nach wie vor namentlich die großen Psychosen umgibt, läßt sich sehr schön anhand der sog. Vulnerabilitätshypothese zeigen, die bei praktisch allen modernen Schizophreniekonzepten im Vordergrund steht. Diese erstmals 1977 von Zubin u. Spring genauer formulierte und in der Folge von vielen anderen Autoren aufgegriffene Hypothese besagt im wesentlichen, daß die zentrale Störung bei der Schizophrenie weniger in den spektakulären produktiv-psychotischen Erscheinungen als in einer viel versteckteren – und möglicherweise recht unspezifischen – vor- oder auch nachbestehenden Verletzlichkeit liegen könnte, die erst unter der zusätzlichen Wirkung von psychosozialen Stressoren zur psychotischen Dekompensation führen würde. Hinweise auf eine solche Vulnerabilität reichen vom psychoanalytischen Konzept der präpsychotischen sog. „Ich-Schwäche" und Symbiosetendenzen und ihren Verstrickungen mit gestörten familiären Kommunikationsmustern über subjektive sog. „Basisstörungen" und emotionale Überempfindlichkeit bis zu kognitiven „Filter"- bzw. Informationsverarbeitungsstörungen und neurophysiologischen und neuroanatomischen Auffälligkeiten. Die meisten Autoren denken dabei in erster Linie an genetisch bedingte Defekte, während in meinem eigenen, ab 1981 mehrfach vorgeschlagenen dreiphasigen Schizophreniemodell (vgl. Ciompi 1988) auch schon die erste Phase von der Geburt bzw. Konzeption bis zur vollen Ausbildung der prämorbiden schizophrenogenen Vulnerabilität als komplexer Interaktions- und möglicherweise Eskalationsprozeß zwischen angeborenen genetisch und/oder perinatal bedingten Beeinträchtigungen einerseits, und ungünstigen Milieueinwirkungen andererseits verstanden wird.

In der Tat ist es schlechthin nicht einzusehen, weshalb gerade in der Schizophreniegenese solche sonst überall angenommenen Wechselwirkungen fehlen sollten. Als Modellbeispiel bieten sich die von Lempp (1973) eindrücklich beschriebenen Wechselwirkungen zwischen hirngeschädigten Kindern und ihrer sozialen Umwelt dar, die sich bis zu praktisch psychotischen „Verrückungen" des Realitätsbezugs aufschaukeln können. Wichtige Anhaltspunkte für ähnliche Prozesse bei Schizophrenen liefern außerdem die bekannten Untersuchungen von Tienari et al. (1985) an adoptierten Risikokindern schizophrener Mütter aus Finnland, deren genetische Belastung signifikant nur in Wechselwirkung mit einem ungünstigen Familienmilieu zum Ausbruch von psychotischen Störungen führte. Günstige Familienbedingungen dagegen übten offensichtliche Schutzeffekte aus. Auch Mednick et al. (1978) fanden in ihren noch immer weiterlaufenden prospektiven Verlaufsuntersuchungen über nunmehr fast 30 Jahre gehäuft spätere Schizophrenien bei erblich belasteten Kindern, die in früher Kindheit längere Zeit einem ungünstigen Heimmilieu ausgesetzt gewesen waren. Überhaupt kommen – nicht überraschenderweise – die wohl „härtesten" Befunde zugunsten einer multikonditional verstandenen Vulnerabilitätshypothese aus der genetisch orientierten Forschung, insbesondere aus den Untersuchungen an eineiigen Zwillingen, indem die heute als gültig erachteten relativ niedrigen Konkordanzraten für Schizophrenie (zwischen 20% und 50% nach den Übersichtsarbeiten von Gottesman u. Shields 1976 sowie Kringlen 1986), bzw. die entsprechenden Diskordanzraten von 50–80% einen doch ganz erheblichen Anteil von Umweltfaktoren an der gesamten Varianz belegen. Obwohl zu diesen „Umweltfaktoren" auch schon Schwangerschaftsschäden und andere perinatale biologische Einflüsse gerechnet werden müssen, spricht doch alles dafür, daß darunter ebenfalls ungünstige soziale Umstände eine gewichtige Rolle spielen.

Zu prinzipiell ganz ähnlichen Schlußfolgerungen führen schließlich auch die Ergebnisse von neueren epidemiologischen Untersuchungen: Zur Erklärung der frappanten Unterschiede, die sich im mehrjährigen Verlauf der Schizophrenie u. a. in den umfangreichen transkulturellen Vergleichsuntersuchungen der WHO zugunsten von Entwicklungsländern im Vergleich zu Industrieländern ergaben, werden von den meisten Forschern u. a. soziokulturelle Faktoren, darunter etwa die tragfähigeren Familienstrukturen, die größere Toleranz für Verhaltensdevianz und die geringere Komplexität der gesamten Gesellschaftsorganisation in nichtindustriellen Kulturen herangezogen (vgl. WHO 1979; Sartorius et al. 1987). In den gleichen Rahmen gehören vermutlich Anhaltspunkte dafür, daß sog. „high-expressed-emotions" (d. h. invadierend-aggressive Haltungen von wichtigen Familienangehörigen gegenüber ihren schizophrenen Patienten) in Entwicklungsländern erheblich seltener sind als in Industrieländern (vgl. Wig et al. 1987). Für einen nicht unwesentlichen Einfluß von Sozialfaktoren sprechen im übrigen ebenfalls die signifikant besseren Behandlungsresultate bei der Kombination von biologisch-pharmakotherapeutischen mit psychosozialen Verfahren gegenüber einer bloßen Pharmakotherapie (vgl. Hogarty u. Anderson 1986; Leff et al. 1982).

Insgesamt drängt sich tatsächlich der Schluß auf, daß psycho-sozio-biologische Kombinationsmodelle und entsprechende therapeutische Verfahren gleichermaßen unverzichtbar sind. Wünschenswert wäre es indessen, über die bloße Juxtaposition der biologischen, psychologischen und sozialen Ebene und verbale Deklarationen ihrer untrennbaren Zusammengehörigkeit zu präziseren Modellvorstellungen über ihre gegenseitigen Beziehungen zu gelangen. Da ich mich selber in den letzten Jahren intensiv mit der Entwicklung eines solchen Modells beschäftigt habe, berichte ich zum Abschluß kurz über einige eigene diesbezügliche Überlegungen.

Ein integratives psycho-sozio-biologisches Modell der Psyche – ein möglicher Ausweg?

Das erwähnte integrative Modell der Psyche basiert auf dem Grundkonzept der Affektlogik (Ciompi 1982), wonach in allen psychischen Vorgängen Emotion und Kognition, Fühlen und Denken, Affekt und Logik operational untrennbar miteinander verbunden sind: Die „Psyche“ wird als ein komplex hierarchisiertes Gefüge von affektiv-kognitiven Bezugssystemen verstanden, welche unter assimilatorisch-akkomodatorischer Weiterentwicklung angeborener „Schemata“ (Piaget 1976) als „Niederschlag“ des gesamten Erlebens fortwährend aus der Aktion selber entstehen und in der Folge als ganzheitliche „Fühl-, Denk- und Verhaltensprogramme“ funktionieren. Zugleich stellen sie die funktionelle Basis aller Perzeption und Kommunikation dar. Als biologische Grundlage dieser „Programme“ darf mit hoher Wahrscheinlichkeit ein entsprechendes Netzwerk von integrierten neuronalen Assoziationswegen angenommen werden, das im Sinn der sog. neuronalen Plastizität durch repetitive Aktionen gebahnt wurde und in seiner Struktur das vergangene Geschehen als „Gedächtnis“ speichert. Dabei spielen die Affekte oder Emotionen (bzw. ihre neurophysiologischen Äquivalente) nach meiner Hypothese nicht bloß – wie Piaget (1981) noch annahm – als „Motoren“ oder „Motivatoren“ eine Rolle. Vielmehr funktionieren sie insofern auf allen drei Ebenen – der psychologischen, sozialen und biologischen – ebenfalls als zentrale Organisatoren und Integratoren des psychischen Gefüges, als sie a) allen einlaufenden kognitiven Stimuli eine bestimmte qualitative Färbung und Wertung erteilen; b) wie ein „Leim“ oder „Bindegewebe“ operational zusammengehörige kognitive Inhalte mit gleicher affektiver Tönung fortwährend sinnvoll miteinander verbinden; c) durch diesen „Auszug von Invarianz“ ebenfalls an der Formation neuer affektiv-kognitiver Bezugssysteme auf höherer Abstraktionsebene teilhaben, u. a. indem sie als „Wegweiser“ oder Indikator hin zu „guten“ (d. h. Unlustspannungen vermindernden) Lösungen funktionieren; d) durch zustands- und kontextabhängige Speicherung und Mobilisierung von kognitivem Material wie „Schalter“ oder „Pforten“ für spezifische funktionelle Gedächtnisinhalte wirken; und e) über ihre peripheren, neuronal und hormonal vermittelten Wirkungen (z. B. Sympathikotonus, Parasympathikotonus) zugleich den gesamten Organismus unter Verwertung aller früheren Erfahrung fortwährend kontextadäquat auf die Erfordernisse der aktuellen Situation einstimmen.

Es ist nicht möglich, dieses neue Modell hier im einzelnen zu erklären und zu begründen; dies ist an anderer Stelle geschehen (Ciompi 1991). Es muß genügen festzuhalten, daß es vielfältig abgestützt ist auf Befunde sowohl aus der Psychologie und Psycho- und Soziodynamik (insbesondere auf Piagets genetische Epistemiologie und die neuen psychoanalytischen Konzepte zur Bildung der Selbst- und Objektrepräsentanzen), wie auch aus der jüngeren biologischen Forschung. Zur letzteren gehören die faszinierenden neuen Erkenntnisse zur zentralen Rolle, die das limbische und hypothalamische System (und insbesondere das in ersterem entdeckte sog. „Belohnungssystem“) über ein komplexes Zusammenspiel von Neurotransmittoren und Hormonen höchstwahrscheinlich für die Regulation und Integration von Emotionen mit kognitiven und sensorimotorischen Leistungen spielen. Von großem Interesse für das vorgeschlagene Modell sind neben der bereits erwähnten neuronalen Plastizität ferner eine Reihe von spektralenzephalographisch gewonnenen Befunden zum zustandsabhängigen Lernen und Erinnern (vgl. Koukkou 1987) in Verbindung mit dem – ebenfalls u. a. spektralelektroenzephalographisch gelungenen – Nachweis von verschiedenartigen Hirnfunktionszuständen je nach emotionellem Zustand (vgl. Ploog 1986; Machleidt et al. 1989).

Zum erheblichen integrativen Potential dieser eigentlich recht einfachen und naheliegenden Modellvorstellungen, die sich aus der vertieften Analyse des bisher weitgehend vernachlässigten ständigen funktionellen Zusammenwirkens von Emotion und Kognition ergeben, ist – wiederum in maximaler Verkürzung – etwa folgendes zu sagen: Durch die operationale Definition der Affekte als „diejenigen Phänomene im psychischen Phänomenbereich, die obligat mit körperlichen Begleiterscheinungen einhergehen“, ist zunächst eine enge konzeptuelle Brücke zwischen psychisch-geistigen und körperlichen Phänomenen im Sinn der Psychosomatik etabliert. Des weiteren ist im Konzept der Psyche als „Niederschlag der konkreten Aktion“ eine obligate Verbindung zwischen innerpsychischen Phänomenen einerseits und zwischenmenschlich-sozialen (und insbesondere familiären) Prozessen andererseits impliziert. Psychoanalytische und systemische Sichtweise erscheinen damit nicht mehr, wie oft behauptet, als prinzipiell unvereinbar, sondern als ausgesprochen komplementär. Des weiteren sind emotionale und psychosoziale Erlebnisse aller Art über typische psychobiologische „Mediatoren“ (Ciompi 1989b), wie z. B. das Phänomen der neuronalen Plastizität oder die Streßlehre und ihre Beziehungen zum Hirnstoffwechsel und zum Immunsystem, untrennbar auch mit dem biologischen Substrat verknüpft. Von einem bloßen interessanten Anhängsel, das nach Belieben berücksichtigt oder auch vernachlässigt werden kann, wird die „soziale Dimension“ damit (ganz gleich wie die psychologische und biologische Dimension) zu einem in der Tat ebenso unverzichtbaren wie unentrinnbaren Element eines adäquaten Verständnisses psychischer Phänomene.

Hervorzuheben ist in diesem Zusammenhang ferner, daß das Modell durch seine – im zentralen Konzept der „affektiv-kognitiven Bezugssysteme“ begründete – systemtheoretische Fundierung ebenfalls voll kompatibel mit modernen konstruktivistischen, kybernetischen und informationstheoretischen Ansätzen ist. Dies ermöglicht es, aktuelle Erkenntnisse zum Effekt von fortgesetzten positiven Feedbackwirkungen in komplexen Systemen auch auf psychosoziale Vorgänge anzuwenden. Von besonderem Interesse dürfte m. E. die Brücke werden, die damit von der Psychiatrie auch zu den neuen chaostheoretischen Erkenntnissen zur Entstehung von nichtlinearen Entwicklungssprüngen, Bifurkationen und dissipativen Strukturen in komplexen physikochemischen, biologischen und sozialen Systemen aller Art „fern vom Gleichgewicht“ geschlagen ist. Insbesondere erscheint es nicht als ausgeschlossen, daß auf einer solchen Basis künftig gerade das so rätselhafte Phänomen des „Überschnappens“ eines normalen Funktionssystems ins Psychotische als nichtlinearer Sprung eines komplexen psycho-sozio-biologischen Systems in eine neue „dissipative Struktur“ besser verständlich werden könnte. Erste explorative Untersuchungen zu dieser von mir schon vor 9 Jahren erstmals formulierten Hypothese weisen jedenfalls in diese Richtung (vgl. Ciompi 1982; Ciompi u. Ambühl 1991).

Für die Schizophrenielehre könnte das beschriebene Modell des weiteren insofern interessant werden, als die darin postulierten organisatorisch-integratorischen „Schaltwirkungen der Affekte“ zusammen mit der untrennbaren Verknüpfung von Emotion und Kognition es nahelegen, entgegen der geläufigen Einteilung durchaus auch die Schizophrenie als eine „*affektive* Psychose“ aufzufassen – freilich als eine affektive Psychose anderer Art als die Depression oder Manie; zu denken wäre angesichts der zentralen Phänomene der schizophrenen Ambivalenz, der affektiv-kognitiven Verwirrung, der Sprunghaftigkeit und Zerfahrenheit des Denkens in der akuten Psychose etwa an eine Labilisierung und Desorganisation der integrativen Funktionen der Affekte aufgrund einer „Limbopathie“ (vgl. Eggers 1981, 1988).

Auch in der Therapie der Schizophrenen – z. B. in der Milieugestaltung, im Umgang mit Patienten und Angehörigen, in der adäquaten Informations- und Reizdosierung, in der Rehabilitation – müßte aus dieser Sicht künftig der affektiven Kontinuität, Stützung und Entspannung weit mehr Gewicht eingeräumt werden als bisher. Neben dem Bestreben, auf dieser Basis allgemeine Behandlungsregeln für jede Art von Schizophreniebehandlung zu formulieren (vgl. Ciompi 1985), ist sicher der bisher konsequenteste Versuch der Umsetzung eines solchen affektlogischen Modells in die Praxis bei uns das seit bald 7 Jahren laufende sog. Soteria-Pilotprojekt, d. h. die Idee, akut schizophrene Patienten statt in der üblichen gespannt-unruhig-verwirrlichen (und nicht selten versteckt oder offen gewalttätigen) Wachsaalatmosphäre einer Großklinik in einer kleinen und möglichst „normalen“, reizgeschützten und emotional entspannenden offenen Wohngemeinschaft mit besonders ausgewählten Betreuern zu behandeln – mit einigem Erfolg, wie die laufenden vergleichend-evaluativen Untersuchungen und insbesondere die unter solchen Umständen oft mögliche drastische Reduktion der Neuroleptikamedikation zeigen (vgl. Ciompi et al. 1991).

Die Hoffnung wäre, daß solche integrative theoretische Ansätze und ihre praktischen Konsequenzen wenigstens im umschriebenen Bereich der Schizophrenieproblematik ein Stückchen aus der gegenwärtigen Scheidewegsituation der Psychiatrie heraus und in die Zukunft hineinzuführen imstande wären. Ob es sich dabei tatsächlich um einen auch in größerem Rahmen gangbaren Ausweg, oder bloß um einen weiteren der unzähligen Holzwege handelt, den die Psychiatrie gerade in der „Dunkelzone“ der Schizophreniebehandlung in der Vergangenheit schon gegangen ist, wird freilich erst diese Zukunft selber zu zeigen vermögen.

Literatur

Alexander FG, Selesnick ST (1969) Geschichte der Psychiatrie. Diana, Zürich

Anthony WA, Jansen MA (1984) Predicting the vocational capacity of the chronically mentally ill. Research and policy implications. Am Psychol 39:537–544

Bateson G, Jackson DD, Haley H, Weakland JW (1956) Towards a theory of schizophrenia. Behav Sci I:251–264

Bleuler M (1972) Die schizophrenen Geistesstörungen im Lichte langjähriger Kranken- und Familiengeschichten. Thieme, Stuttgart

Carlsson A (1978) Antipsychotic drugs, neurotransmittors and schizophrenia. Am J Psychiatry 135:164–173

Ciompi L (1980) Ist die chronische Schizophrenie ein Artefakt? Argumente und Gegenargumente. Fortschr Neurol Psychiat 48:237–248

Ciompi L (1982) Affektlogik. Über die Struktur der Psyche und ihre Entwicklung. Ein Beitrag zur Schizophrenieforschung. Klett-Cotta, Stuttgart

Ciompi L (1985) Was haben wir gelernt? Einige praktische und theoretische Schlußfolgerungen. In: Ciompi L (Hrsg) Sozialpsychiatrische Lernfälle. Aus der Praxis – für die Praxis. Psychiatrie-Verlag, Bonn

Ciompi L (1988) Learning from outcome studies. Toward a comprehensive biological-psychosocial understanding of schizophrenia. Schizophr Res 1:373–384

Ciompi L (1989a) Resultate und Prädiktoren der Rehabilitation. In: Hippius H, Lauter H, Ploog D, Bieber H, van Hout L (Hrsg) Rehabilitation in der Psychiatrie. Springer, Berlin Heidelberg New York Tokyo, pp 27–38

Ciompi L (1989b) The dynamics of complex biological-psychosocial systems. Four fundamental psycho-biological mediators in the long-term evolution of schizophrenia. In: Brenner HD, Böker W (eds) Schizophrenia as a systems disorder. Br J Psychiatry 155:15–21

Ciompi L (1991) Affects as central organising and integrating factors. An new psycho-social-biological model of the psyche. Br J Psychiatry 159

Ciompi L, Müller C (1976) Lebenslauf und Alter der Schizophrenen. Eine katamnestische Langzeitstudie bis ins Senium. Springer, Berlin Heidelberg New York

Ciompi L, Ambühl B (1991) Sind schizophrene Psychosen dissipative Strukturen? Theoretische Grundlagen und erste explorative Untersuchungen. (In Vorbereitung)

Eggers C (1981) Die Bedeutung limbischer Funktionsstörungen für die Aetiologie kindlicher Schizophrenien. Fortschr Neurol Psychiat 49:101–108

Eggers C (1988) Konvergentes Zusammenwirken neurobiologischer und entwicklungspsychologischer Bedingungsfaktoren: Reizschutzmodell der Schizophreniegenese. In: Janzarik W (Hrsg) Persönlichkeit und Psychose. Enke, Stuttgart

Engel GL (1977) The need for a new medical model: a challenge for biomedicine. Science 196:129–136

Gottesman J, Shields J (1978) A critical review of recent adoption, twin, and family studies on schizophrenia: behavioural genetics perspectives. Schizophr Bull 2:360–398

Harding CM, Brooks GW, Ashikaga T, Strauss JS, Breier A (1987a) The Vermont longitudinal study of persons with severe mental illness. I. Methodology, study sample, and overall status 32 years later. Am J Psychiatry 144:716–726

Harding CM, Brooks GW, Ashikaga T, Strauss JS, Breier A (1987b) The Vermont longitudinal study of persons with severe mental illness. II. Long-term outcome of subjects who retrospectively met DSM-III criteria for schizophrenia. Am J Psychiatry 144:727–735

Hogarty GE, Anderson C (1986) Eine kontrollierte Studie über Familientherapie, Training sozialer Fertigkeiten und unterstützende Chemotherapie in der Nachbehandlung Schizophrener: Vorläufige Effekte auf Rezidive und Expressed Emotion nach einem Jahr. In: Böker W, Brenner HD (Hrsg) Bewältigung der Schizophrenie. Huber, Bern, S 72–86

Huber G, Gross G, Schüttler R (1979) Schizophrenie, eine Verlaufs- und sozialpsychiatrische Studie. Springer, Berlin Heidelberg New York

Koukkou M (1987) Hirnmechanismen des normalen und schizophrenen Denkens: Eine Synthese von Theorien und Daten. Springer, Berlin Heidelberg New York Tokyo

Kringlen E (1986) Genetic studies of schizophrenia. In: Burrows GD, Norman T, Rubinstein G (eds) Handbook of studies on schizophrenia. Part I: Epidemiology, aetiology and clinical features. Elsevier, Amsterdam, pp 45–49

Leff JP, Kuipers L, Berkowitz R, Eberlein-Fries R, Sturgeon D (1982) A controlled trial of social intervention in the families of schizophrenic patients. Br J Psychiatry 141:121–134

Lempp R (1973) Psychosen im Kindes- und Jugendalter – eine Realitätsbezugsstörung. Huber, Bern

Machleidt W, Gutjahr L, Mügge A (1989) Grundgefühle. Phänomenologie Psychodynamik EEG-Spektralanalytik. Springer, Berlin Heidelberg New York Tokyo

Mednick SA, Schulsinger F, Teasdale TW, Schulsinger H, Venables PH, Rock DR (1978) Schizophrenia in high-risk children. Sex differences in predisposing factors. In: Serban G (ed) Cognitive defects in the development of mental illness. Brunner & Mazel, New York, pp 169–197

Milowitz DJ, Goldstein MJ, Falloon IRH, Doane JA (1984) Interactional correlates of expressed emotion in the families of schizophrenics. Br J Psychiatry 144:482–487

Müller C (1955/56) Über Psychotherapie bei einem chronisch Schizophrenen. Psyche 9:350–369

Müller C (1961) Die Psychotherapie Schizophrener an der Zürcher Klinik. Nervenarzt 32:354–368

Piaget J (1976) Die Aequilibration der kognitiven Strukturen. Klett-Cotta, Stuttgart

Piaget J (1981) Intelligence and affectivity. Their relationship during child development. In: Brown TA, Kaegi CE (eds) Annual review monograph. University of California, Palo Alto

Ploog D (1986) Biological foundations of the vocal expressions of emotions. In: Plutchik R, Kellerman H (eds) Emotion: Theory, research and experience, Vol III: Biological foundations of emotion. Academic Press, New York, pp 173–197

Sabskin H (1990) Turning points in twentieth-century American psychiatry. Am J Psychiatry 147:1267–1274

Sartorius N, Jablensky A, Ernberg G, Leff J, Korten A, Gulbiant W (1987) Course of schizophrenia in different countries: some results of a WHO international comparative 5-year follow-up study. In: Häfner H, Gattaz W, Janzarik W (eds) Search for the causes of schizophrenia. Springer, Berlin Heidelberg New York Tokyo

Tienari P, Sorri A, Lathi I, Naurala M, Wahlberg KE, Pohojola J, Moring J (1985) Interaction of genetic and psychosocial factors in schizophrenia. Acta Psychiatr Scand 71:19–30

WHO (1979) Schizophrenia: An international follow-up study. Wiley, New York

Wig N, Leff J, Nielsen JA et al. (1987) The cross-cultural transfer of ratings of relatives' expressed emotions (part I); A distribution of expressed emotion components among relatives of schizophrenia patients in Aarhus and Chandigarh (part II); Influence of relatives' expressed emotions on the course of schizophrenia in Chandigarh (part III). Br J Psychiatry 151:156–173

Wing JK, Brown GW (1970) Institutionalism and schizophrenia. Cambridge University Press, London

Zubin J, Spring B (1976) Vulnerability – a new view on schizophrenia. J Abnorm Psychol 86:103–126

DIE PSYCHIATRIE AM ENDE DES 20. JAHRHUNDERTS

H. Heimann

Eine Standortbestimmung der Psychiatrie am Ende des 20. Jahrhunderts weist notwendigerweise Beschränkungen durch die persönlichen Erfahrungen desjenigen auf, der sie entwirft. Was ich im folgenden ausführen möchte, entstammt deshalb dem Blick aus der schweizerischen und deutschen Psychiatrie, meiner geistigen und beruflichen Herkunft. In dieser Perspektive sollte sich eine vertiefte Bestimmung der Identität des Psychiaters ergeben, sozusagen ein Rechenschaftsbericht seiner besonderen Aufgaben im ärztlichen Bereich und ihrer Grenzen. Dazu ist eine Besinnung auf die aktuellen wissenschaftlichen Grundlagen unseres Faches, aber auch der Versuch notwendig, den Gang der Geschichte und die Entwicklung der Psychiatrie in unserem Jahrhundert zu bedenken.

Als erstes ist da die *Verwirrung der Anschauungen über die ärztliche Aufgabe* und die gesundheitspolitische Rolle der Psychiatrie zu erwähnen. Es eröffnen sich hier düstere Aspekte, wenn wir auf das zu Ende gehende Jahrhundert zurückblicken: Wir müssen der Opfer gedenken unter den der Psychiatrie anvertrauten psychisch Kranken und Behinderten, die unter der nationalsozialistischen Gewaltherrschaft in Deutschland ermordet wurden, weil sie nach der damaligen Auffassung als lebensunwerte Existenzen galten. Zwischen 100000 und 200000 psychisch Kranke und Behinderte wurden vernichtet; eine geschichtliche Tatsache, die unser Fach immer belasten wird und nicht vergessen werden darf (Heimann 1989). Sie ist ein erschreckendes Menetekel für die Gefahren, die der Psychiatrie unter extremen ideologisch-politischen Bedingungen drohen. Gleichzeitig ist sie aber auch eine Herausforderung für eine immer erneuerte Besinnung auf die ärztlich-ethische Haltung, welche verhindert, daß wir Psychiater zu Handlangern der Politiker werden.

In diesem Zusammenhang müssen wir uns auch daran erinnern, daß unsere sowjetischen Kollegen vor einem Jahr in Athen das Bekenntnis abgelegt haben, daß in der UdSSR politische Bedingungen herrschten, welche zum Mißbrauch der Psychiatrie führten. Sie haben bestätigt, was zuerst vom Royal College beklagt wurde, nämlich den fortgesetzten Mißbrauch der Psychiatrie „zum Zwecke politischer Unterdrückung". Nach neuesten Informationen müssen wir auch zur Kenntnis nehmen, daß in der ehemaligen DDR in einem bisher noch nicht voll aufgeklärten Ausmaß die Psychiatrie zu politischer Unterdrückung mißbraucht wurde, wie Peters (1990) kürzlich nachgewiesen hat. Vergessen wollen wir ebenfalls nicht, daß in der UdSSR die Kollegen Bukowski und

Glutzmann, weil sie den politischen Mißbrauch der Psychiatrie kritisierten und bekannt machten, als ordinäre Straftäter büßen mußten und, wie v. Baeyer (1976) formulierte, „zu Märtyrern einer sachlichen, unabhängigen, wissenschaftlich begründeten Psychiatrie" geworden sind.

Diese sachliche, unabhängige, wissenschaftlich begründete Psychiatrie war und ist stets aus verschiedenen Richtungen gefährdet, selbst dort, wo es nicht zu Verbrechen oder politischem Mißbrauch kommt. Ihre wechselhafte Geschichte seit Beginn des 19. Jahrhunderts, ihrer Konstituierung als medizinisches Fach, vor allem auch seit ihrer Orientierung an der naturwissenschaftlichen Methodik, wie sie seit Griesinger um die Mitte des letzten Jahrhunderts verstanden wurde, zeigt dies eindrücklich. Die Humanisierung der Behandlung Geisteskranker, beginnend vor 200 Jahren mit der Befreiung von den Ketten 1793 durch Pinel, die Verwirklichung der Idee eines Krankenhauses für Geisteskranke in erholsamer, schöner, ländlicher Umgebung, aber auch die aus den Stadtasylen hervorgegangenen psychiatrischen Universitätskliniken haben stets ein positives und ein negatives Echo in der Öffentlichkeit gehabt.

Bis nach dem Zweiten Weltkrieg war die Psychiatrie im Bereich der medizinischen Fächer jedoch zu einem Randdasein verurteilt, eine der Voraussetzungen für die schrecklichen Verbrechen der Nationalsozialisten, die bekanntlich als geheime Aktionen erfolgten. Erst nach dem Zweiten Weltkrieg rückte unser Fach in das Bewußtsein der Öffentlichkeit, und es dauerte noch lange, bis die Unterbringungsmöglichkeit psychisch Kranker und die vor- und nachstationäre Behandlung auch nur in Ansätzen den Erfordernissen einer humanen Konzeption entsprachen. Ich glaube, daß der materielle Wohlstand der westlichen Industriegesellschaft eine wichtige Voraussetzung für diese Wende war. In der Zwischenkriegszeit mit Krise und politischen Wirren fanden psychisch Kranke, ihr Schicksal und ihre Behandlung, keine große Aufmerksamkeit. Und wer sich für die Laufbahn des Psychiaters entschied, riskierte, von seiner Umgebung mit Befremden betrachtet, wenn nicht gar in die Nähe seiner Patienten gestellt zu werden. Das war zu Beginn meiner psychiatrischen Tätigkeit 1948 immer noch so. Seither hat sich die Stellung der Psychiatrie in der Öffentlichkeit gewandelt. Das gilt für alle Länder und hat zur Folge, daß Positives und Negatives nur viel deutlicher in Erscheinung tritt als zuvor.

Zunächst das Positive: Es betrifft vor allem die *Behandlungspraxis.* Wer die Einführung der Neuroleptika erlebt hat, welche die große Insulinkur oder gar die Psychochirurgie ablösten, wird mir zustimmen, daß sich das Los akut psychotisch Erkrankter, vor allem der schizophrenen Patienten, grundlegend geändert hat: Öffnung der bisher meist geschlossen geführten Stationen, ambulante Behandlung auch psychisch schwerkranker Schizophrener, der Einsatz von intensiven Rehabilitationsmethoden und, als Ergänzung der stationären Behandlung, teilstationäre Einrichtungen, die es dem Patienten ermöglichen, z. B. in einer Übergangsphase einer konsequenten tagesklinischen Behandlung unterzogen zu werden, sind heute eine Selbstverständlichkeit. Depressive Syndrome werden in der Mehrzahl der Fälle ambulant mit Antidepressiva behandelt, und die Phasenprophylaxe mit Lithium und Carbamazepin hat erwiesenermaßen vielen monopolar und bipolar depressiv erkrankten Patienten ein weitgehend beschwerdefreies Leben ermöglicht.

Auch die Entwicklung einer *pragmatischen Psychotherapie*, die den Bedürfnissen stationärer und ambulanter Behandlung psychiatrischer Patienten angepaßt ist, hat positive Auswirkungen gehabt. Entwickelt aus der Tiefenpsychologie auf dem Boden einer vertieften biographischen Anamnese und gerichtet auf die Belastungssituationen, welche die Vulnerabilität der psychotischen Patienten verstärkten und am Ausbruch der Psychose mitbeteiligt waren, hat eine vernünftige Psychotherapie die „gelebte Lebensqualität der Kranken" erheblich verbessert, wie das Paul Matussek (1976) formulierte.

Nicht nur die psychiatrischen Kliniken und Landeskrankenhäuser wurden modernen baulichen Anforderungen angepaßt, auch die Zahl der behandelnden Ärzte, Psychologen, Sozialarbeiter und des geschulten Pflegepersonals wurde den Erfordernissen angeglichen, was zu entscheidenden Verbesserungen der Behandlungssituation psychisch Kranker führte. Schließlich wurden *Regionalpläne für die psychiatrische Versorgung* entwickelt, die unterschiedliche Schwerpunkte aufweisen, aber insgesamt unseren psychisch kranken Mitbürgern und ihren Familien eine wesentliche Entlastung zu bringen vermögen, besonders in Fällen, in welchen Kranke, mit chronischen Behinderungen behaftet, kein selbständiges Leben zu führen imstande sind. Die *Praxis der psychiatrischen Versorgung und Behandlung* hat am Ende unseres Jahrhunderts ihre zuverlässige Richtung gefunden. Das Konzept der Versorgungsstrukturen ist nach den Richtlinien der WHO klar formuliert, wenn sie auch vielerorts noch ihrer Verwirklichung und Verbesserung der Behandlungsverhältnisse harren. Dazu gehören auch Programme für die Behandlung der Suchtkranken, insbesondere des Alkoholismus und ein Ausbau der Behandlungsmöglichkeiten psychogener Störungen und psychosomatisch Kranker.

Auch von der *Diagnostik psychischer Störungen* ist, dank größter Anstrengungen in den letzten 20 Jahren, Positives zu berichten. Die psychiatrische Diagnostik hat sich von theoriebelasteten Konzepten befreit, z. B. von der streng gefaßten Krankheitseinheit im Sinne Kraepelins. Er hat sie zwar selbst am Ende seiner Laufbahn relativiert, doch ist ihre Idee nach wie vor im Hintergrund unseres psychiatrischen Denkens gegenwärtig. Heute haben wir dank eines pragmatischen Ansatzes bei der Erfassung psychischer Störungen international Übereinkünfte gemäß festgelegten Regeln erzielt, die es uns ermöglichen, uns über vorliegende psychiatrische Krankheitsbilder über die Grenzen hinweg zu verständigen. Diese diagnostischen Instrumente reichen von Symptomchecklisten über die strukturierten Interviews zu standardisierten Interviews, auf die ich hier im einzelnen nicht näher eingehen möchte. Operationalisierte Begriffe die, nach einem entsprechenden Training, mit hoher Übereinstimmung an großen Stichproben erprobt sind, ermöglichen es, Patienten in einem mehrdimensionalen Merkmalsraum individuell zu charakterisieren und den diagnostischen Systemen, z. B. der ICD 10, dem DSM-III-R einzuordnen. Dadurch ist über die psychiatrischen Schulen hinaus eine objektive Beobachtungssprache entwickelt worden, die psychische Störungen gemäß einer deskriptiven

Konvention diagnostisch zweifelsfrei einordnen lassen. Als Grundlage für epidemiologische Forschungen, aber auch für die Klinik, ist dieser Bereich der praktischen Diagnostik unentbehrlich. Prospektive Verlaufsstudien erhalten mit diesen Instrumenten eine empirische Begründung, Therapiestudien werden durchsichtiger in ihrer Bedeutung, weil eine differenzierte Betrachtung auch auf klinisch-psychopathologischer Ebene möglich wird.

Dennoch zeigt sich gerade auf diesem ureigensten Gebiet der klinischen Psychiatrie, der *deskriptiven klinischen Klassifizierung psychischer Störungen*, auch ihre Begrenzung. Klassifizieren kann eine Eigendynamik entwickeln, die verhindert, daß die Anwendung deskriptiver Instrumente zu vernünftigen, wenigstens für eine gewisse Zeit feststehenden Ergebnisse führt. Ihre Fruchtbarkeit für Forschung und Praxis wird durch zu raschen Wechsel in Frage gestellt. Darüber kann uns auch die bereits praktizierte Polydiagnostik nicht weiterhelfen. Es zeigt sich hier meines Erachtens der gegensätzliche Pol des früheren nosologisch bestimmten an der fraglichen Ätiologie orientierten Denkens. Begriffsrealistische Voreingenommenheiten werden abgelöst durch nominalistische Konventionen, die in rascher Folge verändert, erweitert oder verengt werden, ohne daß eine extern Validierung zur Zeit möglich ist! Wir kommen damit zu dem zentralen Problem der klinischen Psychiatrie, welches durch die Anstrengungen der Forschung in diesem Jahrhundert in immer neuen Anläufen zu lösen versucht wurde, Fragen die bis heute offengeblieben sind. Wir wollen sie im folgenden kurz skizzieren, um anschließend ihre Bedeutung für die Stellung unseres Faches im Bereich der Medizin und in der Öffentlichkeit zu diskutieren.

Die Entwicklung der Psychiatrie als Wissenschaft ruht bekanntlich auf zwei Fundamenten:

Erstens auf dem eigentlichen, was Psychiatrie ausmacht, nämlich auf *dem gesammelten ärztlichen Erfahrungsschatz*, seit Ärzte sich der psychisch Kranken angenommen haben und Psychiatrie ein Teilgebiet der Medizin geworden ist. Wir haben das bisher kurz gestreift hinsichtlich der Versorgung, Diagnostik und Behandlung, mit ihren positiven, erfolgreichen Ansätzen.

Zweitens: Das zweite Fundament der Psychiatrie als Wissenschaft sind die Impulse, Erkenntnisse und Grundlagen, die sie aus *ihren Nachbardisziplinen* erhält. Diese Einflüsse sind einerseits entscheidend für den Fortschritt unseres Faches. Sie beinhalten andererseits jedoch auch die besondere *Gefahr der einseitigen Betrachtungsweise der komplexen psychischen Störungen*. Sie verführen das Kausalitätsbedürfnis, nicht nur der Laien, sondern auch unserer nichtpsychiatrischen Kollegen und von uns selbst als Fachvertreter, und legen einfache Erklärungen für das bisher Ungeklärte der seelischen Störungen nahe.

Ein Beispiel: Vor genau 100 Jahren, 1890, erschienen die „Klinischen Vorlesungen über Psychiatrie auf wissenschaftlichen Grundlagen“ von Theodor Meynert (1890). Sie enthalten zahlreiche klinische Beispiele, die sehr anschaulich die bekannten Störungen des Seelenlebens psychiatrischer Patienten schildern. Die „wissenschaftlichen Grundlagen“ sind jedoch der Versuch einer Erklärung mit Hilfe der damals bekannten und von vielen Psychiatern zum zentralen Problem der Psychiatrie erhobenen Kenntnis der Anatomie und Funktionen des menschlichen Gehirns. Theodor Meynert schreibt z. B.: „Auch die Psychiatrie erhebt sich zu einer erklärenden Wissenschaft, je *breiter* und *feiner* sie ihre wissenschaftlichen Grundlagen im anatomischen Bau (des Gehirns) und seinen Leistungen sucht und findet".

„Gehirnmythologie" nannte Kraepelin diesen Versuch und man wird ihm heute zustimmen, wenn man die spekulativen Erklärungen Meynerts nachliest.

Psychische Störungen betrachtet als reine Symptome gestörter Hirnfunktionen, haben seit Griesingers Postulat: „Geisteskrankheiten sind Gehirnkrankheiten" eine immer wieder erneute Faszination auf die Vertreter unseres Faches ausgeübt. Anzumerken ist, daß dieses Postulat Griesingers nicht gegen die romantischen „Psychiker", sondern gegen die „Somatiker" in der deutschen Psychiatrie gerichtet war, welche psychische Krankheitszustände mit gestörten allgemeinen Körperfunktionen in Beziehung setzen wollten und nicht in erster Linie mit differenzierten Störungen des Gehirns.

Seit der Einführung der Psychopharmaka in den 50er Jahren, deren positive Bedeutung auf psychotische, depressive und angstneurotische Störungen unbestritten ist, hat dieser Erklärungsansatz in der Psychiatrie an Bedeutung gewonnen und beherrscht meines Erachtens zur Zeit das psychiatrische Denken. Dies obwohl bisher, trotz riesigen Forschungsanstrengungen, keine eindeutigen pathogenetischen Zusammenhänge mit bestimmten Gehirnfunktionen widerspruchsfrei nachgewiesen werden konnten. Die Faszination, welche dieser biologische Erklärungsansatz ausübt, ist meines Erachtens zwar berechtigt, vor allem wenn man an die heute zur Verfügung stehenden bildgebenden Verfahren denkt. Sie geben uns einen Einblick in das lebende Gehirn und seine Funktionen, Einblicke, die sich unsere psychiatrischen Vorfahren nicht einmal im Traume vorstellen konnten.

Die *Fortschritte der Neurobiologie*, insbesondere der *Rezeptorforschung* im Zusammenhang mit der Untersuchung der Wirkung von Psychopharmaka, sind nun aber derart rasant, daß man sogar die Frage stellen kann, ob sich die Psychiatrie nicht in eine Unterabteilung der Neurologie entwickelt. Befaßt man sich jedoch *als Kliniker* mit diesen neueren Ergebnissen der Rezeptorforschung, wird bald deutlich, daß die Komplexität dieser Betrachtungsebene schon heute ein Ausmaß erreicht hat, das dem Kliniker die Übersicht verunmöglicht, und zur Zeit klar abgrenzbare, klinisch relevante, einfache Zusammenhänge mit der psychopathologischen Ebene nicht erkennen läßt.

Ein weiteres Beispiel: Eines der wirksamsten Antidepressiva, das Amitryptilin, wirkt auf zahlreiche unterschiedliche Rezeptorsysteme, ist demnach eine sog. „dirty drug". Die Hoffnung, durch neue chemische Substanzen, die entweder überwiegend auf monoaminerge bzw. serotonerge Strukturen wirken, bessere Therapieresultate zu erzielen, wurde enttäuscht. Wir müssen erkennen, daß die bedeutenden therapeutischen Durchbrüche, die sich auf neuropharmakologische Wirkungen beziehen, der sorgfältigen klinischen empirischen Beobachtung und dem glücklichen Zufall zu verdanken sind, und daß wir diese Wirkungen heute immer noch nicht widerspruchsfrei erklären können. Das gilt beispielsweise auch für die aus der Neuroleptikawirkung abgeleitete Dopaminhypothese der Schizophrenie, und es gilt ebenso für die Hypothesen, die aus den Antidepressivawirkungen zur Erklärung der Pathogenese depressiver bzw. maniformer Zustände gefolgert wurden. Ein weiteres Beispiel, das die *Neuroendokrinologie* betrifft, ist bekanntlich der Dexamethasonsuppressionstest, dessen systematische Untersuchung eine Spezifität für den Nachweis endogener Depressionen widerlegt hat. Die Hyperkortisolämie bei depressiven Syndromen, aber auch bei der Anorexia nervosa, kann ebenso Folge der Streßbelastung durch die psychische Störung sein, und dies ist sogar wahrscheinlicher, als ein kausaler pathophysiologischer Faktor dieser psychopathologischen Prozesse.

Wir müssen uns offenbar daran gewöhnen, daß auf diesem zentralen Gebiet der biologischen psychiatrischen Forschung heute die Verhältnisse so komplex sind, daß wir einfache Resultate, die jeweils bei neuen Ansätzen vermutet werden, nicht erwarten dürfen. Das gilt auch für die *Psychophysiologie*, z. B. für die Hemmungsmechanismen der Orientierungsreaktion und erst recht für die differenzierten psychophysiologischen Untersuchungen auf der Ebene der kortikalen elektrophysiologisch faßbaren Prozesse der Informationsverarbeitung, die bei psychotischen Syndromen gestört sind. Auch die Resultate der *chronobiologischen Forschung*, in welche wir große Hoffnungen für die Aufklärung der Pathophysiologie depressiver Zustände setzten, haben bisher nicht die erwarteten Ergebnisse gebracht, weil auch hier eine differenziertere Untersuchungsmethodik bei zunehmender Zahl der Untersuchungen und der berücksichtigten Variablen im Tageslauf höchst unterschiedliche Befunde chronobiologischer Rhythmusstörungen ergeben hat.

Die sachliche, wissenschaftlich begründete, *biologische Psychiatrie* befindet sich demnach immer noch auf dem langen Weg einer Klärung der biologischen Grundlagen psychischer Störungen, und meine hier geäußerten Bedenken sollen nicht mißverstanden werden in dem Sinn, daß ich einem Pessimismus das Wort reden möchte. Im Gegenteil: Mir scheint sehr wichtig, daß auf diesem Grundlagengebiet die interdisziplinäre Forschung voranschreitet, selbst wenn sie uns vorerst in immer komplexere Bereiche führt, in welchen wir zunächst keine klaren Zusammenhänge verschiedener Betrachtungsebenen erkennen können.

Heute ist in der Forschung der *zweite Zugang zur Erklärung psychischer Störungen* eher in den Hintergrund getreten. Ich meine den *biographischen*, durch die *Psychoanalyse* entwickelten Zugang zu einem besseren Verständnis psychodynamischer Entwicklungen, die schließlich zur Dekompensation in der Psychose oder manifesten neurotischen Symptomen führen. Die Psychoanalyse Freuds, entwickelt in erster Linie an den Lebensgeschichten neurotischer Patienten, scheint ihre Hochblüte überschritten zu haben. In den Vordergrund gerückt ist jetzt die *Verhaltenstherapie mit ihrer kognitiven Version.* Rössler (1986) hat das Verhältnis beider so charakterisiert: „Die eine Methode erklärt furchtbar viel, aber bewirkt leider wenig, die andere Methode bewirkt viel und erklärt furchtbar wenig“. Für eine wirkungsvolle humane psychiatrische Behandlung ist sowohl der eine wie der andere Ansatz wichtig, und es wäre zweckmäßig, wenn sich beide pragmatisch ergänzen würden. Die Berücksichtigung der lebensgeschichtlichen Entwicklung eines Patienten ist für das Verständnis der psychischen Dekompensation unerläßlich. Die psychotherapeutische Bearbeitung der Belastungssituationen erfordert aber auch Lernschritte, die dem Patienten einen wirkungsvolleren Umgang mit seinen Behinderungen und Verletzbarkeiten ermöglichen, d. h. einen vorwiegend verhaltenstherapeutischen Ansatz. Beide Betrachtungsweisen bedürfen heute einer kombinierten, systematisierten Entwicklung, um die biologischen Behandlungsmethoden wirksam zu ergänzen.

Schließlich ist auf den dritten Erklärungsbereich kurz zu verweisen, auf die sozialen Faktoren, welche psychische Störungen provozieren bzw. unterhalten. Im Vordergrund der Forschung steht heute das Problem der „high-expressed-emotion“ in der Interaktion des psychisch Kranken mit seinen nächsten Angehörigen und die Förderung sozialer Kompetenzen beim Patienten durch entsprechende Trainingsprogramme. Theoretisch hat sich in diesem Bereich ein systemischer Ansatz durchgesetzt.

Für die Psychiatrie charakteristisch ist nun, daß die drei Erklärungswege psychischer Störungen, die wir Psychiater heute in der Regel als *multikonditionalen Ansatz* zu vereinigen suchen, in der geschichtlichen Entwicklung unseres Faches jeweils zu *Einseitigkeiten* geführt haben und noch führen. Ich erinnere nur an die *Antipsychiatrie*, die sich auf verschwommene, romantisierende und illusionäre Wunschvorstellungen stützte, mit welchen psychische Krankheiten negiert und als soziale Folgen einer nosologischen Etikettierung erklärt wurden; eine negative soziale Wirkung der Psychiatrie. Im Gegensatz dazu gibt es heute Anzeichen einer *Überschätzung der Neurobiologie*; z. B. die Äußerung eines Managers in einem wissenschaftlichen Verlag, nämlich, daß das Sich-Beschäftigen mit psychischen Phänomenen reine Zeitverschwendung sei, weil das Entscheidende ja im Gehirn stattfinde! Schließlich gibt es immer noch viele Stimmen, welche der Auffassung sind, daß allein eine jahrelange psychoanalytische Behandlung nicht nur bei neurotischen Störungen, sondern auch bei schizophrenen und depressiven Erkrankungen die eigentlich indizierte und wirksame Behandlung darstelle.

Für eine *Identitätsfindung des Psychiaters* ist meines Erachtens entscheidend, daß wir uns auf die reale Situation besinnen, wenn wir einem Patienten gegenübergestellt sind. Unsere Diagnostik kann sich heute nur auf eine *systematische Beobachtung des Verhaltens und Erlebens* stützen, und Verhalten und Erleben sind bezogen auf eine konkrete *menschliche Person*. Wie Ludwig Binswanger (1922) formulierte, steht dem Psychiater nicht „das Gehirn“ oder „die Seele“ gegenüber, sondern eine Person. Er fügt aber bei, daß der Umweg über Gehirnvorgänge und über den seelischen Organismus – ich würde beifügen, soweit dieser uns durch psychobiologische Modelle erfahrbar ist – notwendig sind, um eine gültige Erklärung für die Beeinträchtigungen personaler Freiheit zu finden, den Auswirkungen psychiatrischer Syndrome auf die Lebensführung hilfreich zu begegnen und die noch vorhandenen Entwicklungsmöglichkeiten des Patienten zu fördern. Binswanger (1955) hat an den Beispielen der Einseitigkeiten theoretischer Erklärungen von Wernicke und von Freud dargelegt, daß die Psychiatrie nur ein bestimmtes, ausgewogenes Maß an Theorie ertragen könne, weil es nie gelingen werde, seelische Störungen allein aus Gehirnvorgängen oder lebensgeschichtlichen Entwicklungen zu erklären. Wir müssen beifügen, daß auch kommunikationstheoretische, systemtheoretische oder soziologische Theorien, so wichtig sie an ihrem berechtigten Ort sind und uns weiterhelfen, eine allein maßgebende Theorie unseres Faches nicht abgeben können.

Erinnern wir uns daran, daß Seymour Kety (1982), einer der großen Neurobiologen, zu ganz ähnlichen Schlüssen gekommen ist, wenn er feststellt, daß die Psychiatrie zwar auf die Wissenschaften angewiesen sei, die sich mit dem Gehirn beschäftigen, daß aber zum Gehirn viel mehr als die Durchblutung und zur Psychiatrie viel mehr als das Gehirn gehöre! Kety hat ferner ausgeführt, daß die Psychiatrie, wenn sie die in sie gesetzten Hoffnungen erfüllen soll, anerkennen muß, daß die Determinanten des menschlichen Verhaltens mannigfaltig seien. Sie werde deshalb stark vereinfachende Auffassungen, die das Verhalten und Erleben des Patienten mit einer einzigen Theorie oder Methode zu verstehen behaupten, vermeiden! Er zeigt dies am Beispiel *der Sprache*, die wir sprechen, *den Prinzipien*, die wir achten, *den Entscheidungen*, die unsere täglichen Handlungen bestimmen. Sie seien mehr eine Spiegelung dessen, was wir gelernt haben, als das Ergebnis unserer Veranlagung. Unsere Verschiedenheit hinsichtlich dieser Eigenschaften sei nicht im Aufbau oder in der chemischen Zusammensetzung unseres Gehirns zu finden, sondern entstamme weitgehend Bereichen, die zur Psychologie und zu den Sozialwissenschaften gehören. Am Beispiel der Sprache stellt er fest, daß keines dieser Symbole weiter reduziert werden könne, ohne an Bedeutung zu verlieren. Nur mit Hilfe der Phänomenologie und des menschlichen Erlebens, das sich in ihnen verdichtet, könnten sie erklärt und verstanden werden. Kety ist m. E. ein leuchtendes Beispiel dafür, daß man sich ein Leben lang der Erforschung der Gehirnvorgänge widmen kann, ohne zu vergessen, was menschliche Person und psychophysiologischer Organismus eigentlich sind.

Ich habe am Beispiel dieser zwei bedeutenden Forscher in unserem Jahrhundert – der eine in der Praxis Analytiker, philosophisch und daseinsanalytisch ausgerichtet, der andere ein empirisch arbeitender Neurobiologe – beispielhaft zu zeigen versucht, daß *unsere Identität als Psychiater* Einseitigkeiten theoretischer, aber auch praktischer Art nicht erträgt, und daß wir sie nach Möglichkeit vermeiden müssen. Die Psychiatrie ist zwar eine medizinische Disziplin, in der Naturbedingtheit des Menschen verankert, aber sie ist *eine offene Wissenschaft* und sollte dies bleiben. Geöffnet muß sie bleiben für eine umfassendere Sicht menschlicher Existenz, indem sie die geisteswissenschaftlichen, vor allem die historische Methode und die sozialwissenschaftlichen Aspekte psychischer Störungen, zu deren Verständnis, Deutung und Behandlung miteinbezieht.

Für den *Psychiater in der Praxis* handelt es sich darum, aus diesen verschiedenen Bereichen der Forschung, unseres Wissens und unserer Erfahrung eine Gewichtung der unterschiedlichen Aspekte für den Einzelfall vorzunehmen. Nur durch eine solche Gewichtung gelingt es, einen konstruktiven, optimalen Therapieplan für den konkreten Fall zu entwerfen, und den Möglichkeiten entsprechend, die jeder von uns zur Verfügung hat, die konkrete Behandlung zu optimieren. Die in der Behandlungssituation unserer Patienten *immer wieder erneut geforderte Gewichtung der verschiedenen Aspekte psychischen Krankseins* ist die entscheidende Voraussetzung für die Entwicklung einer humanen Psychiatrie, weil sie sich an den wirklichen Bedürfnissen des Patienten orientiert und nicht einer Theorie zuliebe Kommunikation und Behandlungsmethode einschränkt. Man kann die Entscheidungsprozesse des Psychiaters, die für diese Gewichtung notwendig sind, auch *als ärztliche Kunst* bezeichnen. Sie ist nur am Vorbild eines Erfahrenen erlernbar und kann auch nur in einer Zusammenarbeit der an der Behandlung des Patienten Beteiligten weitergegeben werden.

Welches ist dabei die Rolle der Wissenschaft bzw. der Forschungsergebnisse? *Naturwissenschaft* in dem Sinn, *wie sie bisher verstanden wurde*, und die von ihr abgeleiteten modernen Techniken, auch in der Analyse und Behandlung psychischer Störungen, ist konzipiert in *deterministischen Systemen*, mit linear-kausalen Zusammenhängen. Wir stehen heute aber an der Schwelle zu einem neueren und *tieferen Verständnis hochkomplexer Systeme*, bei welchen linear-kausales Denken an *eine Grenze gerät*. Das Charakteristikum dieser komplexen Systeme, z. B. des psychophysischen Organismus, wie wir ihn modellhaft voraussetzen, wenn wir Patienten behandeln, ist charakterisiert dadurch, daß solche linear-kausalen Zusammenhänge nur in bestimmten Bereichen vorkommen. Nichtlinearität der vielfach rückgekoppelten Prozesse erlauben uns nur *Wahrscheinlichkeitsaussagen* z. B. über Prognose oder Therapiechancen. Psychobiologische Organismen sind charakterisiert durch Abläufe mit Diskontinuitäten, d. h. sprunghaften Veränderungen an bestimmten Punkten, oder Veränderungen, die durch die Ausgangsbefunde nicht eindeutig zu bestimmen sind. In unserem Naturverständnis vollzieht sich meines Erachtens am Ende des Jahrhunderts eine Wandlung im Bereich des Verständnisses von Lebensvorgängen und ganz besonders im Bereich psychobiologischer Modelle. Noch fehlen uns die adäquaten messenden Verfahren, um Modelle der Chaosforschung in unserem Fach sinnvoll anzuwenden. Auch ist es meines Erachtens zu früh, bisher bewahrte Strategien der Forschung aufzugeben, weil der Weg in das Neuland der Nichtlinearität für unseren Bereich erst noch zu bahnen ist. In der Physik, insbesondere der Meterologie und Klimatologie, sind solche komplexe Strukturen der Selbstorganisation heute schon Gegenstand intensiver Forschung.

Die Einsicht in die Bedeutung der *Komplexität der psychobiologischen Organisation des Menschen* sollte uns aber bescheidener machen in unseren Ansprüchen auf Erklärungsmöglichkeiten und vorsichtiger in der Interpretation empirisch gewonnener Resultate. Nach meiner Überzeugung sind das die

Schlußfolgerungen, die aus unserer Standortbestimmung der Psychiatrie am Ende des 20. Jahrhunderts zu ziehen sind, und ich glaube, daß diese Einsicht in die Beschränkung unserer wissenschaftlichen Modelle im Sinn des methodologischen Bewußtseins von Jaspers *das ist*, was eine zukünftige Psychiatrie auszeichnen könnte.

Literatur

Bayer W von (1976) Psychiatrie im Dienste politischer Ideologie. In: Hippius H, Lauter H (Hrsg) Standorte der Psychiatrie. Zum Selbstverständnis einer angefochtenen Wissenschaft. Urban & Schwarzenberg, München, S 131–144

Binswanger L (1922) Einführung in die Probleme der allgemeinen Psychologie. Springer, Berlin, S 1–2

Binswanger L (1955) Freud und die Verfassung der klinischen Psychiatrie. Ausgewählte Vorträge und Aufsätze, Bd 2. Francke, Bern

Heimann H (1989) Der psychiatrische Patient im Nationalsozialismus und heute. Fundament Psychiatrica, Bd 3. Schattauer, Stuttgart, S 198–202

Kety S (1982) In: Shepherd M (ed) Psychiatrists on psychiatry. Cambridge University Press, Cambridge

Matussek P (1976) Die Ideologiefähigkeit der Psychiatrie. In: Hippius H, Lauter H (Hrsg) Standorte der Psychiatrie. Zum Selbstverständnis einer angefochtenen Wissenschaft. Urban & Schwarzenberg, München, S 131–144

Meynert T (1890) Klinische Vorlesungen über Psychiatrie auf wissenschaftlicher Grundlage. Braunmüller, Wien

Peters UH (1990) DGPN-Kongreß, Bonn

Rössler D (1986) In: Heimann H, Gaertner HJ (Hrsg) Das Verhältnis der Psychiatrie zu ihren Nachbardisziplinen. Springer, Berlin Heidelberg New York Tokyo, S 116